长期护理保险服务人员培训教材

生活照料护理

SHENGHUO ZHAOLIAO HULI

主　编　陈雪萍　胡斌春

副主编　金　菁　徐超楠

U0221505

ZHEJIANG UNIVERSITY PRESS
浙江大学出版社
·杭州·

图书在版编目(CIP)数据

生活照料护理 / 陈雪萍,胡斌春主编. —杭州:
浙江大学出版社,2023.5(2023.10 重印)
ISBN 978-7-308-23680-5

Ⅰ.①生… Ⅱ.①陈… ②胡… Ⅲ.①护理学 Ⅳ.
①R47

中国国家版本馆 CIP 数据核字(2023)第 066920 号

生活照料护理

SHENGHUO ZHAOLIAO HULI

主编　陈雪萍　胡斌春

策划编辑	阮海潮	
责任编辑	阮海潮(1020497465@qq.com)	
责任校对	王元新	
封面设计	周　灵	
出版发行	浙江大学出版社	
	(杭州市天目山路 148 号　邮政编码 310007)	
	(网址:http://www.zjupress.com)	
排　　版	浙江大千时代文化传媒有限公司	
印　　刷	杭州高腾印务有限公司	
开　　本	787mm×1092mm　1/16	
印　　张	6.25	
字　　数	141 千	
版 印 次	2023 年 5 月第 1 版　2023 年 10 月第 2 次印刷	
书　　号	ISBN 978-7-308-23680-5	
定　　价	30.00 元	

《生活照料护理》

编委会

主　任　郑进达

副主任　林君伦　陈亚南　吴国华

编　委　金　莹　陈　亮　严　晶　方华锋

　　　　程　格　高　晶　陈亚庆　胡斌春

　　　　陈雪萍　金　菁　徐超楠

组织编写　宁波市海曙区医疗保障局

视频制作单位　浙江省时代养老服务评估与研究中心

《生活照料护理》

编写和视频制作人员

主　　编　陈雪萍　　胡斌春

副　主　编　金　菁　　徐超楠

编　　者　陈雪萍　　金　菁　　徐超楠　　姚　露
　　　　　　丁菊梅　　俞　婕　　王　芳　　荣　云
　　　　　　裘　卿　　张玲芳　　王撬撬

审　　核　孙香爱　　范亚峰　　胡叶文　　黄文红

视频出镜　姚　露　　徐超楠　　杜梦婷　　林　静
　　　　　　汪驰凯　　姜　惠　　徐　颖　　兰群香

视频制作　金　菁

前　言

　　长期护理保险制度是指以长期处于失能状态的参保人群为保障对象，重点保障重度失能人员基本生活照料和与基本生活密切相关的医疗护理等所需费用的制度，被称为除"养老、失业、工伤、生育和医疗"这"五险"之外的"第六险"。我国从2016年开始试点建立长期护理保险制度，这对于缓解我国快速进展的老龄化社会带来的医疗资源压力和家庭照护压力、推动居家和社区机构有效结合、提高失能人群的生活品质十分重要。

　　宁波市是国家长期护理保险制度首批十五个试点城市之一，在探索建立合理的费用与支付体系的同时，重视如何建设一支高素质的服务队伍来保障制度的实施。长期护理保险中的医疗护理部分已有成熟的操作规范和相应的护士队伍提供服务保障，生活照料部分同样需要有服务规范、操作流程和经过相应培训的服务队伍作为保障。为此，受宁波市医疗保障局、海曙区医疗保障局委托，我们组织团队，结合浙江省地方标准《长期护理保险护理服务供给规范》(DB33/T 2430—2022)，梳理服务目录，制定服务规范和操作流程，建立题库，并拍摄相应的视频，以期为服务队伍的培训、考核服务。

　　专门为培训长期护理保险服务人员而编写的《生活照料护理》分为清洁卫生、营养与排泄照护、移动与安全照护、基础护理四个部分，共52项服务、60项操作。按每个服务项目介绍(目的、适用、用物)、服务要求及服务方法与服务流程来叙述，文后配操作视频。文字叙述力求通俗易懂，与当前服务队伍的文化水平相适应。同时突出照护特点，利用社区、家庭资源，注重启发性、实用性，注意与实际条件相结合，以促进照护人员规范地

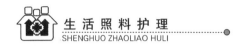
开展生活照料服务。

《生活照料护理》的编写得到了各方的支持,林小珍、黄雯琦、王先益、黄文红、范亚峰、孙香爱、胡叶文等专家从不同角度对文稿进行了详细的审核,黄文红、范亚峰、孙香爱、胡叶文等专家对视频进行了逐一审核,并在编写文稿、制作视频的过程中提供了很多帮助,在此一并致谢!本书的编写和出版得到了中国老年保健协会健康照护与教育分会、宁波市之江健康养老发展研究院、浙大城市学院、杭州汇泉职业技能培训学校有限公司等单位的大力支持。

由于编写时间仓促,水平和能力有限,不足之处在所难免,敬请广大读者和专家批评指正,以期不断修订完善。

陈雪萍

2023 年 4 月 28 日

目录

CONTENTS

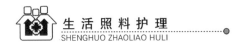

第一部分　清洁卫生

一、整理床单位

目的　整理床单位是为卧床的失能患者提供床铺清洁、整理服务,以保持床单位平整、清洁、美观,提高舒适度,预防并发症。

适用　适用于长期卧床患者。

用物　粘毛刷及一次性粘毛纸,或者床刷外套床刷套、抹布,必要时备清洁的床单、衣裤。

1.服务要求

(1)照护者仪容仪表端庄,修剪指甲,戴口罩。入户服务时先换上工作服、鞋套,洗手。

(2)鼓励患者起床或进行床上康复锻炼,尽量维持其生活自理能力,避免长期卧床。

(3)服务过程中遵从节力原则,避免拖、拉、推等动作,注意拉好对侧床档,严防坠床。

(4)对于卧床患者,每日至少早晚各整理床单位一次,整理后通风。避免在患者用餐和治疗护理时整理,宜在治疗护理、进食半小时前结束操作。

(5)对于能站立的患者,协助其离床,最好让其暂时离开房间。对于长期卧床患者,指导其利用一些辅具每天上午、下午各离床一段时间,以保持正常的生活规律,促进身心康复。

(6)抹布、床刷套一人一用一消毒,用后清洗,再日光暴晒消毒,晾干备用。也可使用一次性粘毛纸扫床。

(7)注意检查患者骨突受压部位的皮肤,翻身、移位动作轻、稳,避免损伤,预防发生压力性损伤。

(8)在没有禁忌证的情况下,服务过程中注意发挥患者的主观能动性,如拉紧被头虚边时让患者拉住被头,照护者协力铺好;能床上活动者,尽量让患者自行翻身,

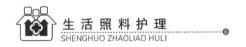

照护者予协助。

（9）关爱患者，与患者有很好的沟通。不过多暴露患者的身体部位，注意保暖，防止受凉。

2.操作方法与服务流程

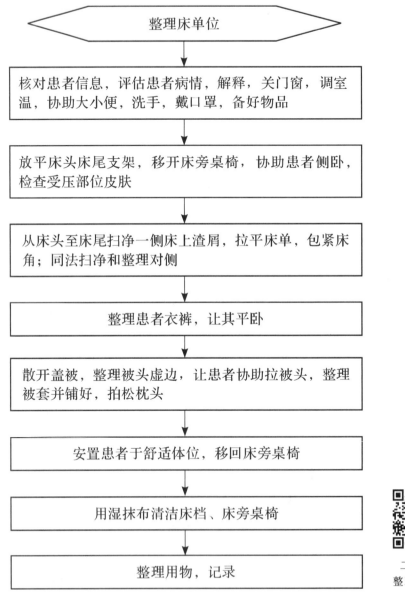

整理床单位

↓

核对患者信息，评估患者病情，解释，关门窗，调室温，协助大小便，洗手，戴口罩，备好物品

↓

放平床头床尾支架，移开床旁桌椅，协助患者侧卧，检查受压部位皮肤

↓

从床头至床尾扫净一侧床上渣屑，拉平床单，包紧床角；同法扫净和整理对侧

↓

整理患者衣裤，让其平卧

↓

散开盖被，整理被头虚边，让患者协助拉被头，整理被套并铺好，拍松枕头

↓

安置患者于舒适体位，移回床旁桌椅

↓

用湿抹布清洁床档、床旁桌椅

↓

整理用物，记录

二维码1
整理床单位

二、为卧床患者更换床单

目的　为卧床患者更换床单,保持床单位整洁、干燥,增进舒适感。

适用　适用于卧床患者。

用物　大单、枕套、床刷、床刷套,需要时备清洁衣裤、一次性中单。

1.服务要求

(1)照护者仪容仪表整洁、大方,修剪指甲,洗手,戴口罩。入户服务时先换工作服、鞋套。

(2)关爱患者,与患者有较好的沟通。操作前协助患者大小便;操作过程中注意保暖,观察患者情况,保护患者隐私。

(3)避免在患者用餐和治疗护理时进行操作,治疗护理、进食半小时前停止铺床活动。

(4)操作前放平床头、床尾支架,操作过程遵从节力原则,动作轻、稳、熟练,避免拖、拉、推等动作,避免皮肤擦伤或撞伤。

(5)尽量朝照护者一侧翻身,注意拉好对侧床档。若居家条件受限,翻身前注意做好防护,严防坠床。

(6)患者翻身时,注意检查受压部位的皮肤情况。同时予以叩背,增进患者的肺部血液循环,促进其呼吸道分泌物的排出,预防坠积性肺炎。

(7)操作从床头至床尾进行,换下的床单置于污物袋或盆内,勿扔于地上。

(8)必要时铺一次性中单,若用布中单加橡胶单,中单宜盖住橡胶单。

(9)更换床单后为患者安置舒适体位,拉平衣裤。必要时更换清洁衣裤。

(10)床刷外包布套使用,床刷套一人一用一消毒。

2.操作方法与服务流程

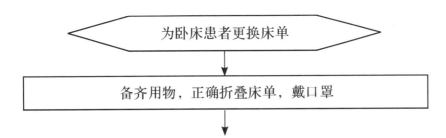

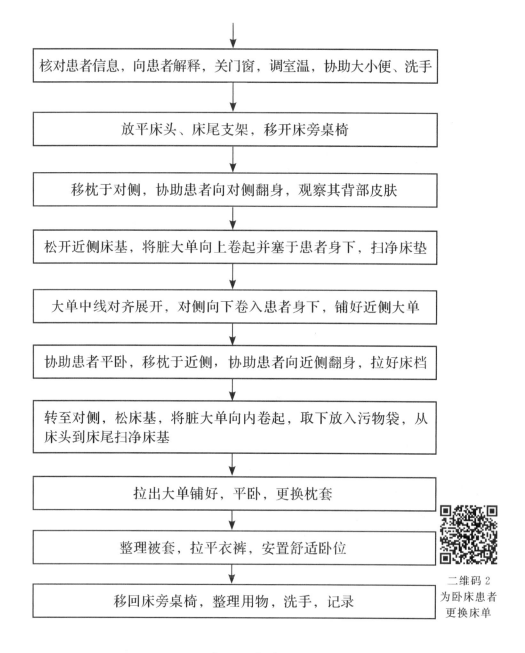

核对患者信息，向患者解释，关门窗，调室温，协助大小便、洗手

放平床头、床尾支架，移开床旁桌椅

移枕于对侧，协助患者向对侧翻身，观察其背部皮肤

松开近侧床基，将脏大单向上卷起并塞于患者身下，扫净床垫

大单中线对齐展开，对侧向下卷入患者身下，铺好近侧大单

协助患者平卧，移枕于近侧，协助患者向近侧翻身，拉好床档

转至对侧，松床基，将脏大单向内卷起，取下放入污物袋，从床头到床尾扫净床基

拉出大单铺好，平卧，更换枕套

整理被套，拉平衣裤，安置舒适卧位

移回床旁桌椅，整理用物，洗手，记录

二维码 2
为卧床患者
更换床单

三、协助更衣

目的　协助更衣主要是指为生活不能自理的患者提供穿脱衣服服务。目的是协助患者更换清洁衣裤，整理仪容仪表，维持自尊，增进舒适感，愉悦身心。

适用　适用于因失能而无法自行穿脱衣服的患者。

用物　清洁衣裤。

1.服务要求

(1)照护者仪容仪表端庄,修剪指甲,洗手,关门窗,防受凉。入户服务时先换工作服、鞋套。

(2)尽量协助患者自行穿脱衣裤,对于瘫痪患者,做好穿脱衣服训练,尽可能地维持患者的生活自理能力。

(3)鼓励、协助患者每天穿清洁、美观的衣服,长期卧床者也应尽量每天穿上整洁的外衣,尽可能地协助其离床活动,鼓励女性患者化淡妆,以良好的精神风貌过好每一天,发挥积极的心理"暗示效应",促进康复。

(4)协助患者挑选合适的衣服,内衣宜选择棉或丝绸质地,外衣质地宜挺括一些,以维持整洁形象。老年患者外衣颜色不宜过于沉闷,式样符合患者身份,可以穿得稍艳丽一些。内裤每天更换。裤子宜方便穿脱,特别是有急迫性尿失禁患者,裤带宜采用松紧带以方便如厕。

(5)穿脱衣服动作轻柔,避免强拉硬扯,预防病理性骨折。若一侧肢体活动障碍,脱衣时先脱健侧、后脱患侧,穿衣时先穿患侧、后穿健侧。

(6)更换上衣时,患者取半卧位,方便穿脱上衣。

(7)关爱患者,多鼓励、表扬。

2.操作方法与服务流程

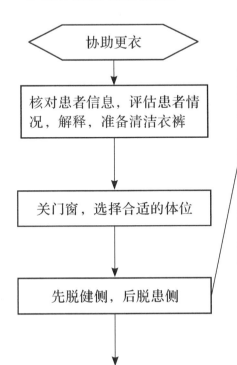

脱开襟上衣:解开纽扣,脱去一侧衣袖,将一侧上衣平整地掖于患者身下,从另一侧拉出,脱下另一侧衣袖

脱套头衫:将上衣拉至胸部,协助患者一侧手臂上举,顺势脱出一侧袖子;同法脱另一侧;再一手托起患者头颈部,另一手将衣服从头上脱出

脱裤子:协助松开裤带,照护者一手托腰骶部,另一手将裤腰向下退至臀部以下,再协助退至膝部,然后一手托膝部,另一手拉出一侧裤管,同法脱出另一侧

协助更衣

核对患者信息,评估患者情况,解释,准备清洁衣裤

关门窗,选择合适的体位

先脱健侧,后脱患侧

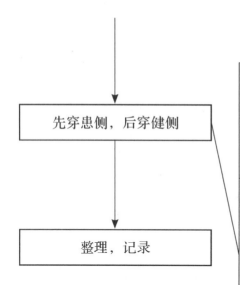

先穿患侧，后穿健侧

↓

整理，记录

穿开襟上衣（方法1）： 协助患者穿好一侧衣袖，翻身侧卧，将另一侧衣服平整掖于身下，协助平卧，从另一侧身下拉出衣服，穿好另一侧，扣好纽扣，整理

穿开襟上衣（方法2）： 将衣服与衣袖展开，横放成"一"字形，一手托患者腰部，另一手将衣服横穿过患者腰下，展开衣服，穿好两侧衣袖，再一手托患者肩颈部，另一手将衣领轻轻向上提拉至颈部，扣好纽扣，整理

穿套头衫： 辨清衣服前后面，照护者一手从衣服袖口处穿入衣服的下摆，手握患者手腕，将衣袖轻轻向患者手臂套入，同法穿好另一侧，再将衣服从患者头部套入，整理

穿裤子： 照护者一手从裤管口伸入裤腰口，轻握长者脚踝，另一手将裤管向大腿方向提拉，同法穿好另一侧，向上提拉至臀下，再协助患者侧卧，提拉裤腰到腰部，平卧，系好裤带，整理

二维码3
协助更衣

四、梳头

目的 促进头皮血液循环，整理发型，愉悦身心。

适用 适用于失能或因病无法自行梳头者。

用物 干毛巾、梳子，必要时备牛皮筋或发绳。

1.服务要求

（1）照护者仪容仪表端庄，修剪指甲，洗手，关门窗。入户服务时先换工作服、鞋套。

（2）梳头可起到按摩头皮、促进血液循环、增进健康的作用。对于上肢活动不便者，提供长柄梳子，尽量协助、鼓励患者自行经常梳头。可根据患者的作息规律，帮助制订梳头计划。

（3）为患者梳头，动作轻重适当，不强拉硬拽，不损伤患者头皮。对于头发缠绕、打结者，可先用少量清水湿润头发，再小心梳理。注意梳子的梳齿尖度和梳齿疏密程度,既方便梳理头发,又要防止损伤头皮。

（4）发型美观,整洁。尊重患者意愿,适当修剪发型,以方便梳理。

（5）尽量协助患者取坐位梳头。卧床患者亦应每天梳头,梳头时头侧转,先梳一侧再梳另一侧。

（6）进食、治疗前 30 分钟停止梳头。

（7）可根据服务条件,整合梳头和头部按摩技术,或者按社交需要提供妆容整理,按需要拓展专项服务。

2.操作方法与服务流程

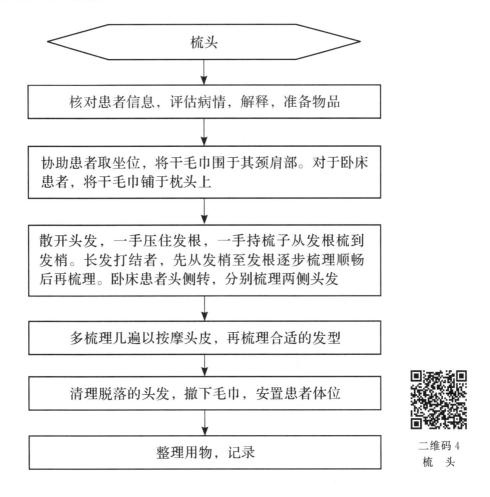

二维码4
梳　头

五、理发/剪发

目的　整理、修剪发型,便于清洁,焕发精神,愉悦身心。

适用　适用于有理发/剪发需要的失能或因病无法生活自理的患者。

用物 洗头用物、吹风机、梳子、剃须刀、理发用具等。

1. 服务要求

（1）与患者沟通，联系理发师。

（2）由有资质的理发师提供理发服务。为患者提供服务的理发师应接受上岗培训，了解患者的身心特点，避免在理发过程中发生意外。

（3）按理发行业规范提供服务，让患者低头、仰头、转头等时动作柔和，避免粗暴动作，以免发生意外。让患者从坐位或卧位洗发后站立宜慢。理发后清理地面，室内物品及时归位，防跌倒、绊倒等意外。理发用颈部围布松紧合适，不宜过紧。

（4）发型简洁美观，尊重患者的审美需求，充分与患者沟通，提供合理化建议，按患者需求修剪发型。

（5）理发用具一人一用一消毒，特别是修面刀，用后消毒。毛巾、脸盆患者专用。

（6）卧床患者理发，有专人协助，一般于洗澡之前理发，理发后洗头、洗澡和更换衣被。

（7）理发后协助患者洗头并及时吹干头发，清理颈部等处的碎发，要求患者半小时内不外出，以防受凉。

2. 操作方法与服务流程

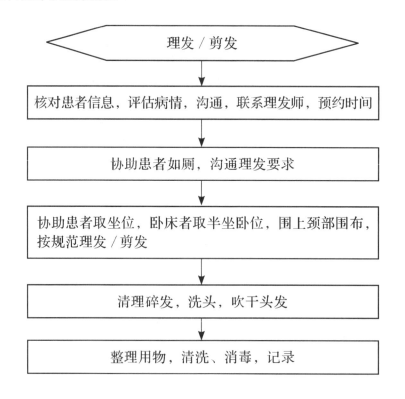

理发／剪发

↓

核对患者信息，评估病情，沟通，联系理发师，预约时间

↓

协助患者如厕，沟通理发要求

↓

协助患者取坐位，卧床者取半坐卧位，围上颈部围布，按规范理发／剪发

↓

清理碎发，洗头，吹干头发

↓

整理用物，清洗、消毒、记录

二维码5
理发／剪发

六、剃 胡 须

目的　保持患者仪容整洁,维护自尊,愉悦身心。

适用　适用于生活不能自理的男性患者。

用物　电动剃须刀、洗脸用物、热水。

1.服务要求

(1)照护者仪容仪表端庄,关爱患者,与患者有较好的沟通。入户服务时先换上工作服、鞋套,洗手。

(2)准备好电动剃须刀,尽量协助患者每天自行剃胡须一次,一般于晨间起床做清洁工作时剃胡须。

(3)如果患者胡须太长,无法用电动剃须刀剃须,应请理发师用刀片式的剃须刀修理,或用剪刀小心修短后再用电动剃须刀剃须,防止皮肤损伤。

(4)操作时动作轻、稳、慢,一手绷紧皮肤,另一手拿电动剃须刀,紧贴皮肤从上到下,先顺着胡须生长的方向剃一遍,再逆着胡须生长的方向剃一遍,检查是否剃净。剃毕,用温水洗脸,涂润肤霜。

(5)若需用刀片剃须,宜请理发师执行。用刀片式剃须刀刮胡须,要先用温水毛巾热敷一会,再涂剃须膏,然后用剃须刀刮须,刮后清洗。

(6)剃须刀专人专用。

2.操作方法与服务流程

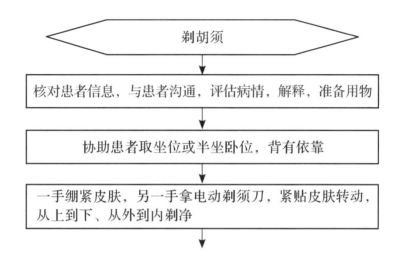

剃胡须

核对患者信息，与患者沟通，评估病情，解释，准备用物

协助患者取坐位或半坐卧位，背有依靠

一手绷紧皮肤，另一手拿电动剃须刀，紧贴皮肤转动，从上到下、从外到内剃净

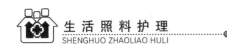
洗脸，协助患者取舒适体位

清理剃须刀，擦干备用，公用剃须刀用后消毒。整理用物，记录

二维码6
剃胡须

七、面部清洁

目的　清除患者的颜面部污垢并促进面部血液循环,增进舒适感,预防感染,维护患者自尊。

适用　适用于失能而无法自行洗脸的患者。

用物　脸盆、毛巾、热水、洗面奶或洁面皂、润肤霜。

1.服务要求

(1)照护者仪容仪表端庄,关爱患者,与患者有较好的沟通。入户服务时先换上工作服、鞋套,洗手。

(2)尽量协助、鼓励患者自行洗脸。提供合适的辅具,指导患者日常康复锻炼,以促进其自理功能的恢复和维持。

(3)水温以不烫手为度。必要时使用清洁剂,眼睛周围不宜使用清洁剂,防止清洁剂流入眼内。

(4)预防指甲划伤患者皮肤,用包手法折叠毛巾:毛布围绕于手心和包绕四个手指,包紧后用大拇指压住末端,以四个手指为中心,远端毛巾反折于手心,塞入毛巾与手心的间隙。

(5)浸湿、拧干毛巾,按顺序清洁患者脸部。清洁顺序:①擦洗眼部,从内眼角到外眼角,先擦洗远侧眼,后擦洗近侧眼;②擦洗前额,由额中间分别向远侧再向近侧擦洗;③擦洗鼻部,由鼻根擦向鼻尖;④擦洗脸颊、耳部,由鼻翼一侧向下至鼻唇部横向擦洗面颊部至耳部,用同样方法擦拭另一侧,再擦洗下颏,自下而上擦洗耳后;⑤擦洗颈部,由中间分别向两侧擦洗;⑥清洁手部,可将脸盆靠近床边或置于床上(下垫塑料布或一次性垫单),将患者手放入脸盆内清洗,擦干。视情况使用洗面奶或洁面皂,再用清水洗净擦干。必要时用湿棉签清洁耳道和鼻腔。

(6)擦洗眼部时注意用力适当,避免压迫眼球。

(7)洗脸毛巾不互用,与洗脚毛巾分开使用,经常清洗,定期日光照射消毒或煮沸消毒,预防交叉感染。

（8）清洗后涂润肤霜,清洁剂和润肤霜的使用要照顾到患者的习惯,可由患者自行提供。

（9）清洗过程中如沾湿衣被,应予及时更换。洗脸时注意室内温度,避免空气对流而致受凉感冒。

（10）洗脸过程中注意关爱患者,做好沟通交流。

2.操作方法与服务流程

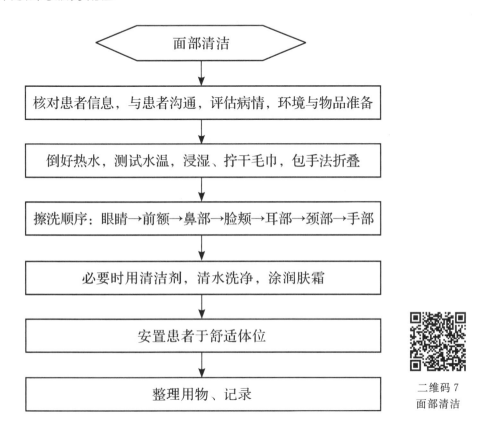

二维码7
面部清洁

八、口腔清洁

（一）协助卧床患者刷牙

目的　协助卧床患者刷牙,去除口腔食物残渣,保持口腔清洁,预防口腔感染,增进舒适感,促进食欲。

适用　适用于卧床而无法独立完成刷牙的患者。

用物　牙刷、牙膏、漱口杯(内盛温水)、小脸盆(不能坐起者用弯盘,备吸管)、干毛巾或一次性防水围兜、润唇膏。

1.服务要求

(1)照护者仪容仪表端庄,修剪指甲。入户服务时先换上工作服、鞋套,洗手。

(2)评估患者能力和口腔情况。刷牙是最好的口腔清洁方法,尽量协助患者自行刷牙。根据患者习惯,至少早晚各刷牙一次。餐后漱口,以维持口腔清洁。

(3)有活动性义齿者宜先取下义齿再刷牙。

(4)尽量协助患者坐起,床上置移动小桌,胸前围防水围兜。不能坐起者抬高床头,头侧转,颌下垫一次性垫布或干毛巾,弯盘置于口角旁,以方便患者将漱口水吐至盘内。

(5)动作稳妥、熟练,刷牙顺序从内到外,纵向刷洗。

(6)漱口水温度适宜,冬天宜用温水。卧位刷牙者用吸管吸温水漱口。

(7)牙刷专用,口腔溃疡者遵医嘱局部涂药。

(8)根据患者习惯和牙齿情况,可加用牙线或牙缝刷清洁,根据需要涂润唇膏。

(9)关爱患者,与患者有较好的沟通。

2.操作方法与服务流程

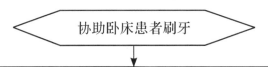

```
          协助卧床患者刷牙
               │
               ▼
核对患者信息,与患者沟通,评估病情,解释,准备环境和物品
               │
               ▼
摇高床头,协助患者坐起或半坐卧位,胸前围防水围兜,前
放移动小桌,桌上置脸盆;不能坐起者,头侧转,颌下垫一
次性垫布或干毛巾,弯盘置于口角旁
               │
               ▼
帮助患者持漱口杯或经吸管吸入温水漱口,取出活动性义齿
(另行清洁)
               │
               ▼
将牙刷沾湿,挤适量牙膏,递给患者自行刷牙。牙齿内外面
从牙龈往牙冠方向刷,咬合面用旋转或来回推动的方法刷。
用清水漱净
               │
               ▼
清洗活动性义齿并轻轻装上,漱口,擦干口唇及周围水渍,
涂润唇膏
               │
               ▼
      安置患者体位,整理用物,记录
```

二维码 8
协助卧床
患者刷牙

(二)棉棒清洁口腔

目的 棉棒清洁口腔是指用棉棒擦洗口腔,帮助患者去除口腔食物残渣,保持清洁,预防感染,增进舒适感,促进食欲。

适用 适用于意识不清或无法自行刷牙的卧床患者。

用物 漱口杯(内盛温水)、吸管、小脸盆或小弯盘、干毛巾或一次性防水围兜、润唇膏、棉棒,为意识不清者备压舌板、纱布、手电筒,有口腔溃疡者按医嘱备外用药。

1.服务要求

(1)照护者仪容仪表端庄,修剪指甲。入户服务时先换上工作服、鞋套,洗手。

(2)评估患者身体情况,做好解释。鼻饲、气管插管、意识不清患者至少每天两次擦洗口腔,最好能在每次进食后擦洗。口腔有伤口者由护士执行口腔护理。

(3)有活动性义齿者宜先取下义齿,再用棉棒清洁,义齿清洗后戴上。意识不清者禁戴活动性义齿。

(4)抬高床头,让患者头侧转,颌下垫一次性垫布或干毛巾,棉棒沾水适度,预防水被吸入气道。

(5)动作稳妥、熟练,擦洗前观察口腔情况,使用压舌板时要用纱布包裹,从臼齿间插入。

(6)擦洗顺序是从内到外、从上到下,纵向擦洗。

(7)漱口水温度适宜,冬天宜用温水。意识不清者禁漱口。

(8)棉棒不可交叉使用,口腔溃疡者遵医嘱局部涂药。

(9)关爱患者,与患者有较好的沟通。

2.操作方法与服务流程

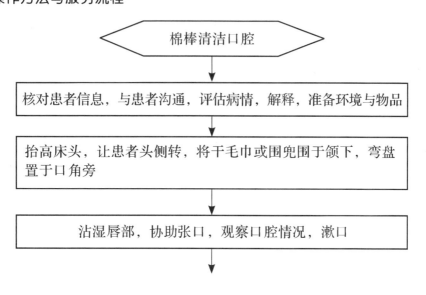

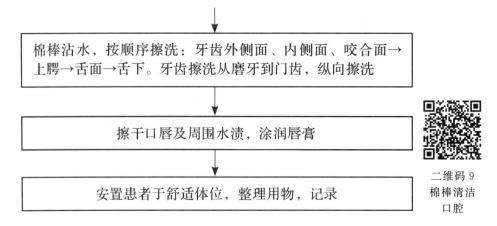

棉棒沾水，按顺序擦洗：牙齿外侧面、内侧面、咬合面→上腭→舌面→舌下。牙齿擦洗从磨牙到门齿，纵向擦洗

擦干口唇及周围水渍，涂润唇膏

安置患者于舒适体位，整理用物，记录

二维码9
棉棒清洁
口腔

(三)义齿护理

目的 帮助戴活动性义齿的患者清洁口腔,清洁、保养义齿,增进舒适感,预防并发症。

适用 适用于戴活动性义齿而需要协助清洁的患者。

用物 杯子、牙刷、牙膏、一次性手套,视情况准备口腔清洁用物。

1.服务要求

(1)照护者仪容仪表端庄,操作前修剪指甲。入户服务时先换上工作服、鞋套,洗手。操作前戴一次性手套。

(2)评估患者情况,向患者解释,尽量协助患者自行取、戴义齿并正确清洁、保养义齿。

(3)动作轻、稳,避免取、戴义齿时损伤患者口腔黏膜,避免义齿跌落、碰撞而损坏。

(4)每次进食后应协助患者取下义齿清洗,并漱口以清洁口腔。

(5)义齿可浸泡于清水中保存,不可用热水或酒精浸泡。采用软毛牙刷清洁义齿,避免损坏义齿。

(6)进行口腔内各项操作前应取下活动性义齿,避免义齿脱落引起窒息。

(7)在非进食期间,患者可不戴义齿,但白天尽量戴上义齿,以免影响患者外观或影响说话和交流。一般睡前取下,次晨再戴上,避免牙龈长期受压。

(8)保护患者隐私,取、戴义齿时注意遮挡。

(9)关爱患者,与患者有较好的沟通。

2.操作方法与服务流程

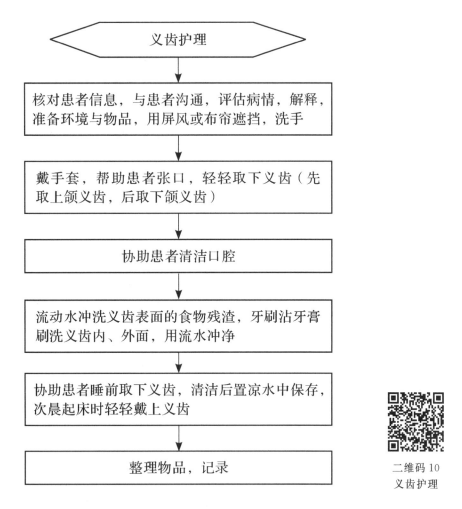

```
义齿护理
```

核对患者信息，与患者沟通，评估病情，解释，准备环境与物品，用屏风或布帘遮挡，洗手

戴手套，帮助患者张口，轻轻取下义齿（先取上颌义齿，后取下颌义齿）

协助患者清洁口腔

流动水冲洗义齿表面的食物残渣，牙刷沾牙膏刷洗义齿内、外面，用流水冲净

协助患者睡前取下义齿，清洁后置凉水中保存，次晨起床时轻轻戴上义齿

整理物品，记录

二维码 10
义齿护理

(四)棉球擦洗口腔

目的　去除患者口腔异味,保持口腔清洁,促进食欲,增进舒适感,预防口腔感染等并发症。

适用　适用于无法自行清洁口腔者,如瘫痪、昏迷、鼻饲等患者。

用物　治疗盘及口腔护理包(弯盘 2 个、棉球、止血钳 2 把、压舌板)、水杯(内盛漱口溶液)、吸水管、棉签、手电筒、纱布数块、治疗巾或一次性垫布、生理盐水、快速手消毒液,必要时备开口器。

1.服务要求

(1)照护者仪容仪表端庄,修剪指甲。入户服务时先换上工作服、鞋套,洗手,戴口罩。

(2)评估患者情况,向患者解释,以取得合作。

（3）擦洗顺序：门齿—左外侧面—左上内侧面—左上咬合面—左下内侧面—左下咬合面—左侧颊部—右侧外侧面—右上内侧面—右上咬合面—右下内侧面—右下咬合面—右侧颊部—硬腭—舌面—舌下。从内到门齿方向擦洗。

（4）擦洗前、后清点棉球数量，一次夹一个棉球，一个棉球擦拭一次，防止将棉球遗留在患者口中；棉球不过湿，昏迷者禁止漱口，擦洗时将患者头侧转，有活动性义齿者取出，严防误吸。

（5）压舌板和开口器从臼齿放入，动作轻，防止损伤牙齿、口腔黏膜及牙龈。

（6）口腔护理一般一天两次，一般患者在进食后用温开水漱口，能活动者尽量协助其刷牙。

（7）有口腔溃疡者遵医嘱用药。

（8）关爱患者，与患者有较好的沟通。

2.操作方法与服务流程

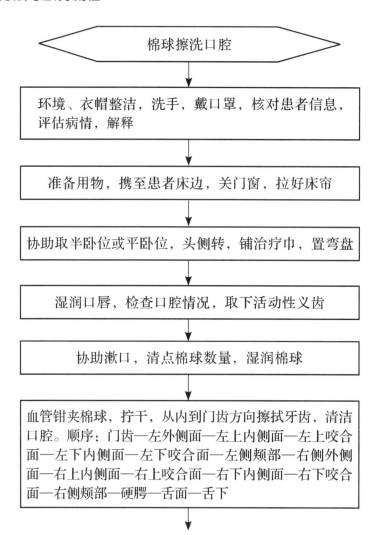

```
漱口，检查口腔
        ↓
安置患者于舒适体位
```

二维码11
棉球擦洗
口腔

九、洗头

(一)坐位洗头

目的 定期洗头可以清洁头发和头皮,去除异味,预防感染,增进舒适感,维护患者自尊。

适用 适用于能保持坐位,上肢功能良好,且脊柱特别是颈椎、腰椎无异常,能低头、弯腰,无其他禁忌证的患者。

用物 洗发毛巾、浴巾、洗发液、护发素、梳子、椅子、润肤霜、棉球、吹风机、小桌子、塑料围兜、洗头盆、水杯或水壶、污水桶、热水、水温计。若用浴室淋浴花洒冲水,可减少相应用物。

1.服务要求

(1)照护者仪容仪表端庄,不留长指甲。入户服务时先换上工作服、鞋套,洗手。

(2)评估患者情况,确认其能否独自坐稳,是否可以低头、弯腰等,确保坐位洗头的安全。

(3)洗头前协助患者如厕,备齐物品。避免空腹或饱餐时洗头。

(4)调节室温,关门窗,洗后将患者的头发及时吹干,沾湿衣服及时更换,要求患者洗发后半小时内不外出,预防受凉。

(5)患者坐稳于椅子上,身前放小桌,高度以平患者肘部为宜。桌上放洗头盆,洗头盆出水口连接污水桶。患者双手扶于身前小桌两边,低头于小桌上的洗头盆内。椅子两侧最好有扶手,椅子高度合适,以患者双脚平放于地面时膝部呈直角为宜。

(6)给患者颈部围围兜,耳部塞棉球,洗头时嘱患者闭眼,避免洗头时沾湿衣服,防止水、洗发液流入眼、耳内而引起不适。

(7)操作者站于患者一侧,一手提水壶,先冲少量水于自己的前臂内侧以测试水温;嘱患者闭上双眼,淋少量水于患者头部,征询水温;再淋湿头发,取洗发液于掌心,涂擦头发;左手扶患者额部,右手用指腹揉搓头皮和头发,方向由发际向头顶部或从头顶部到发际;再用温水冲洗干净。必要时涂护发素,用温水洗净。

(8)操作过程要稳妥、熟练,尽量缩短洗发时间。揉搓头发用手指指腹,防止损伤患者头皮。洗发过程中,要随时观察患者的反应,询问感受。

(9)水温以 40～45℃为宜,夏天温度略低。照护者先用手测试水温,再淋少量水于患者头部征询水温,然后再冲洗,防烫伤。

(10)关爱患者,与患者有较好的沟通。

2. 操作方法与服务流程

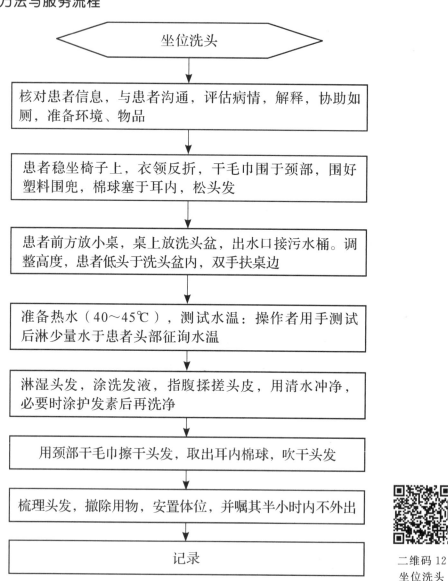

坐位洗头

核对患者信息、与患者沟通、评估病情、解释、协助如厕、准备环境、物品

患者稳坐椅子上、衣领反折、干毛巾围于颈部、围好塑料围兜、棉球塞于耳内、松头发

患者前方放小桌、桌上放洗头盆、出水口接污水桶。调整高度、患者低头于洗头盆内、双手扶桌边

准备热水（40～45℃），测试水温：操作者用手测试后淋少量水于患者头部征询水温

淋湿头发、涂洗发液、指腹揉搓头皮、用清水冲净、必要时涂护发素后再洗净

用颈部干毛巾擦干头发、取出耳内棉球、吹干头发

梳理头发、撤除用物、安置体位、并嘱其半小时内不外出

记录

二维码 12
坐位洗头

(二)卧位洗头

目的　卧位洗头是为失能或卧床患者提供的头发清洁服务。

适用　适用于生活不能自理且不能坐位洗头的失能患者。

用物　洗发毛巾、干毛巾、洗发液、护发素、梳子、润肤霜、脸盆、浴巾和塑料布或一次性垫布、洗头盆、水杯或水壶、污水桶、热水、水温计、棉球、吹风机。

1.服务要求

（1）一般要求如坐位洗头法。

（2）如患者系骨折牵引或者脊柱骨折卧床治疗者，需在医护人员协助和指导下行卧位洗头。

（3）患者宜斜角卧位，以方便操作。

（4）枕头置肩背部，洗头盆置头下，颈部接触部位垫毛巾，要注意高度和颈部受力均匀，枕部有依托（可用小气垫），使患者舒适。

2.操作方法与服务流程

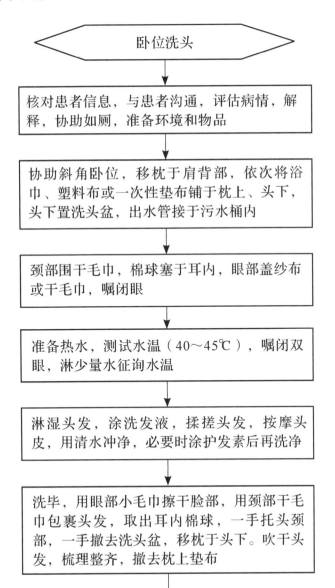

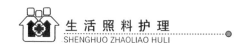

```
安置患者体位，整理物品，嘱其半小时内不外出
```

```
记录
```

二维码 13
卧位洗头

十、洗脚

(一)坐位洗脚

目的 清洁双足,去除异味,促进血液循环,增进舒适感,促进睡眠。

适用 适用于:①能坐立但无法自行洗脚的患者;②因病禁忌做弯腰等动作而无法自行洗脚者。

用物 洗脚盆、热水、水温计、洗脚毛巾、润肤霜(或润肤膏)、座椅,视需要备香皂或其他类型的清洁剂、趾甲钳、趾甲锉刀、一次性手套等。

1.服务要求

(1)照护者仪容仪表端庄,不留长指甲。入户服务时先换上工作服、鞋套,洗手。

(2)评估患者情况,解释,尽量协助患者自行洗脚,促进自理功能的维持。冬天注意保暖,防患者受凉。

(3)视患者情况帮助准备热水和洗后的整理工作,避免患者过于用力。注意及时拖干湿的地面,预防患者滑倒。注意座椅的稳定性,最好使用有扶手的座椅,预防跌倒。

(4)鼓励患者每天睡前热水泡脚,促进睡眠。

(5)照护者准备热水(水温 40~42℃,夏天稍低些),先用手测试水温,再让患者用脚尖试水温,然后将脚放入。中间加热水时应先将脚移出洗脚盆,并重新试温后再放入,防止烫伤。水盆大小合适,装水量不超过洗脚盆的三分之二,以能浸没踝部为宜,防溢出。

(6)患者之间不互用洗脚毛巾及洗脚盆;趾甲钳、趾甲锉刀用后消毒,最好患者自备,专人专用;有足癣者,照护者宜戴手套操作。

(7)根据患者习惯,洗后涂润肤霜或润肤膏保护足部皮肤。

(8)视服务条件,按需要提供足浴按摩和中药足浴等服务。

(9)必要时修剪趾甲。睡前洗脚服务,宜在洗脚前做好入寝的准备工作。

(10)关爱患者,与患者有较好的沟通。

2.操作方法与服务流程

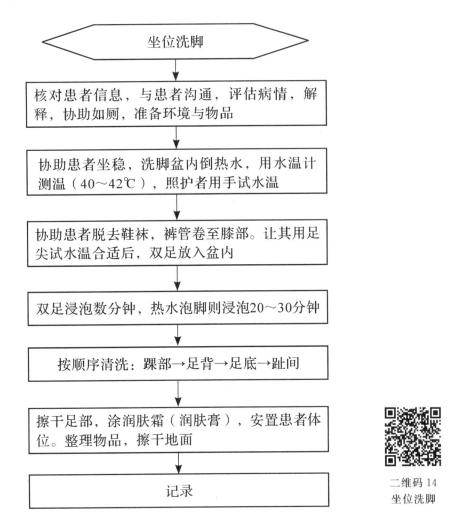

坐位洗脚

核对患者信息，与患者沟通，评估病情，解释，协助如厕，准备环境与物品

协助患者坐稳，洗脚盆内倒热水，用水温计测温（40～42℃），照护者用手试水温

协助患者脱去鞋袜，裤管卷至膝部。让其用足尖试水温合适后，双足放入盆内

双足浸泡数分钟，热水泡脚则浸泡20～30分钟

按顺序清洗：踝部→足背→足底→趾间

擦干足部，涂润肤霜（润肤膏），安置患者体位。整理物品，擦干地面

记录

二维码14
坐位洗脚

(二)卧位洗脚

目的 清洁卧床患者双足,去除异味,促进血液循环,增进舒适感,促进睡眠。

适用 适用于不能起床的失能患者或因病需要卧床者。

用物 塑料布、大毛巾(或浴巾)或一次性垫布、软枕、洗脚盆、热水、水温计、洗脚毛巾、润肤霜、椅子,视需要备香皂或其他类型的清洁剂、趾甲钳、一次性手套等。

1.服务要求

(1)一般要求如坐位洗脚法。

(2)冬天注意调节室温,关好门窗,防受凉。

(3)视具体情况,洗脚盆可以放在床旁椅子上,洗好一侧再移向对侧;也可直接放在床上,洗脚盆下垫塑料布、大毛巾或者一次性垫布。注意盆底清洁,保持床单位的清洁和干燥。

（4）关注患者的舒适度。在床上洗脚时，患者屈膝，膝下垫软枕，双足泡于洗脚盆内清洗或者先洗一侧再洗另一侧；在床侧洗时，注意洗脚盆的高度和位置，不硬拉硬压，防损伤和引起患者不适。

（5）特殊情况如骨折牵引等卧床者，要在医护人员指导下进行，避免骨折移位而产生严重后果。

（6）卧床患者应每天睡前洗脚一次，视需要提供足部按摩服务。

2.操作方法与服务流程

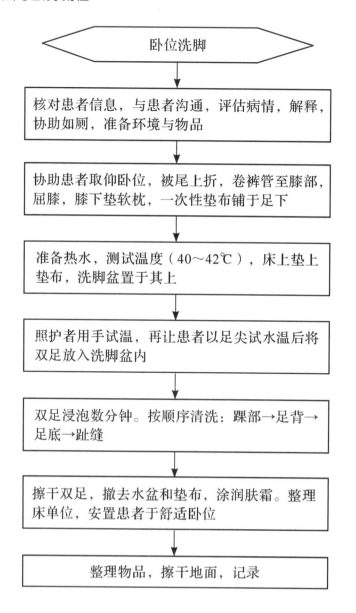

```
┌─────────────────────────────────┐
│           卧位洗脚               │
└─────────────────────────────────┘
                ↓
┌─────────────────────────────────┐
│ 核对患者信息，与患者沟通，评估病情，解释，│
│ 协助如厕，准备环境与物品           │
└─────────────────────────────────┘
                ↓
┌─────────────────────────────────┐
│ 协助患者取仰卧位，被尾上折，卷裤管至膝部，│
│ 屈膝，膝下垫软枕，一次性垫布铺于足下 │
└─────────────────────────────────┘
                ↓
┌─────────────────────────────────┐
│ 准备热水，测试温度（40～42℃），床上垫上│
│ 垫布，洗脚盆置于其上               │
└─────────────────────────────────┘
                ↓
┌─────────────────────────────────┐
│ 照护者用手试温，再让患者以足尖试水温后将│
│ 双足放入洗脚盆内                  │
└─────────────────────────────────┘
                ↓
┌─────────────────────────────────┐
│ 双足浸泡数分钟。按顺序清洗：踝部→足背→│
│ 足底→趾缝                        │
└─────────────────────────────────┘
                ↓
┌─────────────────────────────────┐
│ 擦干双足，撤去水盆和垫布，涂润肤霜。整理│
│ 床单位，安置患者于舒适卧位         │
└─────────────────────────────────┘
                ↓
┌─────────────────────────────────┐
│ 整理物品，擦干地面，记录           │
└─────────────────────────────────┘
```

二维码 15
卧位洗脚

十一、耳部护理

目的 保持耳廓、外耳道清洁、干燥,预防感染,增进舒适感。

适用 适用于失能或因病无法自行清洁耳部的患者。

用物 棉签、毛巾、脸盆、温水、手电筒,必要时备生理盐水、消毒棉签、滴耳药等。

1.服务要求

(1)照护者仪容仪表端庄,入户服务时先换上工作服、鞋套,洗手。

(2)向患者做好解释,评估耳部情况,准备好物品。冬天注意调节室温,关好门窗,防受凉。

(3)患者平卧或侧卧位,头下垫软枕。坐位时背部、头部有较好支撑,保持头部稳定。

(4)先用棉签清洁外耳道,再用毛巾清洁耳廓及周围皮肤。

(5)用棉签清洁外耳道,先用温水湿润棉签,以不滴水为度,一手捏住耳廓向后上方拉,另一手手指持棉签,手部小鱼际部分抵住患者面颊部,棉签伸入外耳道一定深度,边转动边退出。

(6)一般于洗头后进行耳部护理,用干的脱脂棉签吸干外耳道水分,若分泌物多再用湿棉签清洁。

(7)棉签一次用一根,不重复使用。

(8)外耳道有伤口、中耳炎鼓膜穿孔者的外耳道护理由护士执行,耵聍堵塞外耳道者由耳鼻喉科医生进行操作。

(9)清洁外耳道时,一定要注意棉签不要插入过深,以防止损伤鼓膜。平时忌频繁掏耳,防损伤。

(10)操作结束时,可用手指按压耳屏数次。指导患者经常按揉耳廓,做听力保健操。

2.操作方法与服务流程

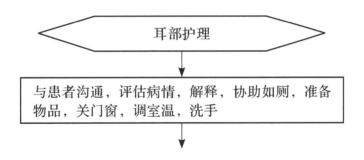

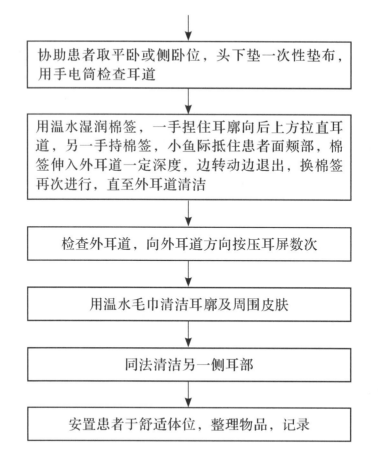

协助患者取平卧或侧卧位，头下垫一次性垫布，用手电筒检查耳道

用温水湿润棉签，一手捏住耳廓向后上方拉直耳道，另一手持棉签，小鱼际抵住患者面颊部，棉签伸入外耳道一定深度，边转动边退出，换棉签再次进行，直至外耳道清洁

检查外耳道，向外耳道方向按压耳屏数次

用温水毛巾清洁耳廓及周围皮肤

同法清洁另一侧耳部

安置患者于舒适体位，整理物品，记录

二维码 16
耳部护理

十二、床上擦浴

目的 为卧床患者清洁皮肤，促进血液循环，增进舒适感，预防并发症，维护患者自尊。

适用 适用于生活不能自理的失能或者因病无法自行洗澡的患者。

用物 水盆 3 个、毛巾 4 块(洗脸巾、擦澡巾、清洁会阴毛巾、洗脚毛巾)、热水、水温计、浴巾 2 条、清洁衣裤、梳子、污水桶等，必要时备一次性手套、洗面奶、沐浴液、一次性垫布。

1. 服务要求

(1)照护者保持仪容仪表端庄，修剪指甲。入户服务时先换上工作服、鞋套，洗手。

(2)评估患者情况，做好解释，尽量协助患者自行淋浴或使用充气式洗浴床垫洗澡，以便更好地清洁皮肤。

(3)调节室温(冬天 26℃ 左右)，关门窗，注意遮盖患者身体暴露部位，保护患者隐私。

(4)擦洗中注意观察患者反应，如出现寒战等情况应及时停止，并注意保暖。

(5)动作轻、稳、熟练，遵循节力、方便原则按顺序擦洗。视具体情况，照护者可分别站于两侧床边来擦洗双侧上下肢,避免过多翻动患者。

（6）老年患者皮脂腺分泌减少,可不使用沐浴液或洗浴皂。视清洁度随时更换清水,并调整水温,防受凉。使用沐浴液后要用清水洗净。

（7）洗脸、洗脚、洗会阴的毛巾、脸盆分开使用。

（8）擦洗或翻身时注意安全,严防患者坠床。

2.操作方法与服务流程

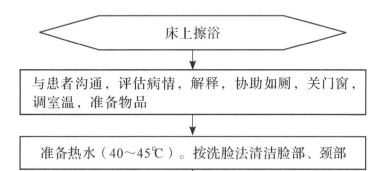

床上擦浴

与患者沟通，评估病情，解释，协助如厕，关门窗，调室温，准备物品

准备热水（40~45℃）。按洗脸法清洁脸部、颈部

擦洗上肢：脱一侧衣袖，臂下铺浴巾，依次擦洗肩部、腋下、上臂、前臂；再将手泡于热水中，洗净手背、手掌及指缝，用臂下浴巾轻轻擦干。同法洗另一侧上肢

擦洗胸腹：棉被向下折叠，浴巾直接盖于胸、腹，一手略掀起浴巾，另一手裹湿毛巾擦洗前胸、腹部；用浴巾擦干，盖上棉被

擦洗背部：侧卧，背部棉被向上折，暴露背、臀部，浴巾铺于背、臀下，手裹湿毛巾依次擦洗后颈部、背部，再擦洗臀部。用浴巾擦干，更换清洁上衣

擦洗下肢：脱下裤子，棉被盖于远侧，近侧下肢屈膝，下铺浴巾，手裹毛巾擦洗髋部、大腿、膝部、小腿。用浴巾擦干。同法擦洗对侧

按会阴清洁法清洁会阴，按洗脚法清洁足部

更换清洁裤子，安置患者，整理床单位

整理物品，记录

二维码 17
床上擦浴

十三、坐位淋浴

目的　为行动不便的患者提供全身清洁服务,去除污垢和异味,增进舒适感,维持自尊,愉悦身心。

适用　适用于行动不便或者因病因伤需要协助淋浴者。

用物　淋浴设施、淋浴椅、毛巾、浴巾、洗发液、护发素、洗面奶、沐浴液(或香皂)、润肤霜、清洁衣裤、梳子、电吹风、防滑垫。

1.服务要求

(1)照护者仪表仪容端庄,修剪指甲。入户服务时先换上工作服、鞋套,洗手。

(2)评估患者情况,尽量协助患者自行洗浴。

(3)调节好浴室室温,冬季室温 26℃左右。

(4)患者宜坐位淋浴,淋浴椅稳固,两侧有扶手。浴室地面有防滑设施,墙壁有固定扶手。患者起立宜慢,避免饱餐后或空腹时洗浴。

(5)淋浴水龙头冷热标识清晰,先开冷水龙头,再开热水龙头;先关热水龙头,后关冷水龙头。冲淋前照护者及患者依次测试水温,防烫伤。

(6)淋浴时间不宜过长,水温不宜过热、过冷,以免患者因闷热发生头晕或因冷水刺激而诱发心脑血管意外。

(7)避免碱性或刺激性强的清洁剂,患者可不用清洁剂,沐浴后视具体情况涂润肤霜。老年人冬天适当减少洗澡次数,预防皮肤瘙痒。

(8)患者上肢功能尚好者,自行擦洗前胸、腹部、会阴等部位,照护者协助洗头和擦洗后背、下肢等。

(9)若患者自行洗澡,不要反锁房门,在门外悬挂标识牌,随时给予患者帮助,预防意外。

(10)淋浴过程中随时询问和观察患者反应,与患者有较好的沟通。

(11)尊重、关爱患者,保护患者隐私。

2.操作方法与服务流程

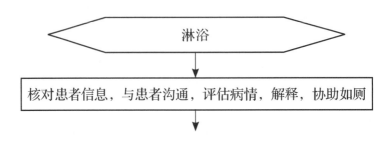

```
┌─────────────────────────────────┐
│ 准备热水，调室温（冬天26℃左右），铺防滑垫，│
│ 检查扶手、淋浴椅，准备物品             │
└─────────────────────────────────┘
                ↓
┌─────────────────────────────────┐
│ 协助患者脱去衣裤，扶坐在淋浴椅上，依次开冷水   │
│ 开关和热水开关，调节水温（40℃左右），照护者   │
│ 先用手试水温，再冲少量水于患者手部试温       │
└─────────────────────────────────┘
                ↓
┌─────────────────────────────────┐
│ 按顺序清洁全身：洗头，清洗脸部、颈部、双上     │
│ 肢、胸部、腹部、背臀部、会阴部、双下肢和双     │
│ 足。必要时使用洗面奶、沐浴液，再用清水冲净     │
└─────────────────────────────────┘
                ↓
┌─────────────────────────────────┐
│ 洗毕，依次关热水、冷水开关，用浴巾擦干，涂润    │
│ 肤霜，穿好衣裤，吹干头发，送患者回居室休息，    │
│ 半小时内不外出                      │
└─────────────────────────────────┘
                ↓
┌─────────────────────────────────┐
│ 整理物品，清理地面，送洗衣物，记录          │
└─────────────────────────────────┘
```

二维码18
坐位淋浴

十四、卧位淋浴

目的　为生活不能自理的患者进行床上洗浴，清洁全身，去除污垢和异味，增进舒适感，维持自尊，愉悦身心。

适用　适用于卧床的失能患者。

用物　充气式洗浴床垫、充气泵、花洒水袋、架子、洗发液、护发素、沐浴液或香皂、毛巾、浴巾2块、清洁衣裤、吹风机、水壶、温水（40℃左右）、润肤霜、污水桶。

1.服务要求

（1）照护者仪容仪表端庄，修剪指甲。入户服务时先换上工作服、鞋套，洗手。

（2）评估患者情况，尽量协助患者进行康复锻炼，促进患者离床洗浴。

（3）关好门窗，调节室温，防受凉。

（4）充气式洗浴床垫需事先做好检查，确保不漏气，平时存放避免与刀、剪等锐器接触，防损坏。最好专人专用，如非专用，则每次用后需做好消毒处理，可以用擦拭消毒，再用清水洗净，晾干备用。

（5）洗浴前操作者先测水温再用手试温，然后少量冲水征询患者水温是否合适，防

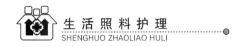

烫伤。花洒水袋装水不过满,避免直接将沸水装入袋内,宜在水壶中调好水温再入袋。

(6)以铺床法放入洗浴床垫,避免过多翻动患者。洗浴床垫铺好后充气,洗浴前再脱内衣。洗浴过程中注意遮挡患者,保护患者隐私。操作轻、稳、熟练,最好有两人协助洗浴。

(7)一般以淋浴为好,如需要盆浴,则塞子塞住出水口,洗浴床垫内充温水,不要注水过多。患者躺卧其中,头枕气垫枕。

(8)洗浴时间不宜过长,水温不宜过冷、过热,洗后及时擦干,吹干头发。

(9)患者上肢功能尚好者,可让患者自行擦洗前胸、腹部、会阴等部位,照护者协助洗头和擦洗后背、下肢等。

(10)避免饱餐或空腹时洗浴,避免使用碱性或刺激性强的清洁剂。沐浴后涂润肤霜。

(11)若用专用的洗浴床洗澡,按搬运法将患者搬到洗浴床上,推至浴室淋浴或者盆浴。

(12)若用专用的洗浴车等设备洗浴,照护者事先要熟练掌握设备使用方法,防止发生患者受凉、烫伤或跌伤、撞伤等意外。

(13)尊重、关爱患者,随时询问和观察患者反应,与患者有较好的沟通。

2.操作方法与服务流程

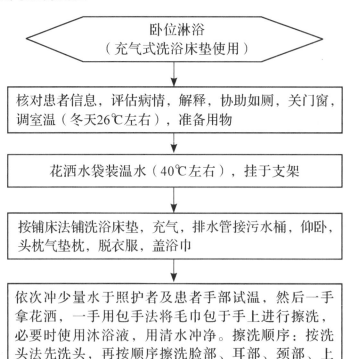

洗毕，用干毛巾包头发，撤去洗浴床垫，同时身下铺干浴巾

↓

用浴巾擦干，穿上清洁衣服，吹干头发，整理床单位，安置患者于舒适卧位

↓

整理物品，记录

二维码 19
卧位淋浴

十五、盆浴

目的　帮助患者进行浴缸内洗浴，清洁全身，去除污垢和异味，增进舒适感，维持自尊，同时热水泡澡也能缓解疲倦，舒缓身心。

适用　适用于自理能力尚好、喜欢盆浴、需要一定帮助的患者进行盆浴和泡热水澡。

物品　毛巾、浴巾、地巾、防滑垫、防滑拖鞋、清洁衣裤、润肤霜、浴缸等洗浴设施、洗发液及沐浴液等清洁用品。

1. **操作方法与服务要求**

(1)照护者仪容仪表端庄，修剪指甲。入户服务时先换上工作服、鞋套，洗手。

(2)评估患者情况，确定需要帮助的内容。提醒做好洗浴前的准备，备齐物品。关好门窗，调节室温。

(3)在浴缸底部铺清洁的防滑垫。准备热水，水温40℃左右，根据季节和个人习惯稍作调整。

(4)患者穿防滑拖鞋，在浴缸旁铺好地巾，用手测试水温。

(5)患者如厕，脱去衣裤，手扶扶手步入浴缸，坐或斜躺于浴缸内，呼叫铃置于方便使用的位置并让患者确认。温水泡15～20分钟，用毛巾从上至下清洗皮肤。

(6)门外挂洗浴标识牌，不反锁房门。

(7)洗毕，扶扶手慢慢站立，站稳后稳步出浴缸，脚踏地巾，用浴巾擦干，穿好衣服。视需要涂润肤霜。

(8)浴缸内盆浴容易滑倒，嘱患者上下浴缸要扶住扶手，穿防滑拖鞋，垫防滑垫，建议尽量采取淋浴法。

(9)老年患者皮脂腺分泌功能下降，可不用沐浴液洗浴。若用清洁剂，则再用温

水洗净皮肤。

（10）当前多数浴缸内洗头发不方便，建议在盆浴前或盆浴后另行洗发。会阴部、皮肤有伤口者不宜盆浴。

（11）其他要求见"坐位淋浴"。

2. 操作方法与服务流程

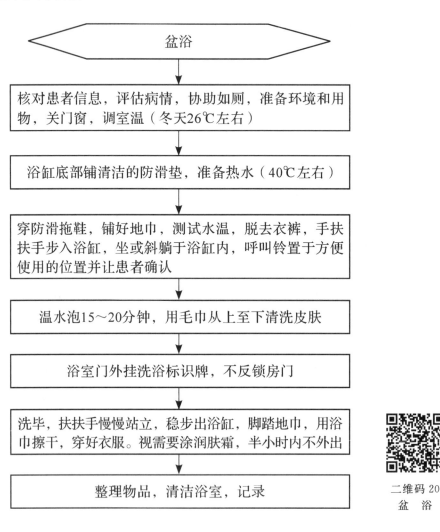

```
                    盆浴

核对患者信息，评估病情，协助如厕，准备环境和用
物，关门窗，调室温（冬天26℃左右）

浴缸底部铺清洁的防滑垫，准备热水（40℃左右）

穿防滑拖鞋，铺好地巾，测试水温，脱去衣裤，手扶
扶手步入浴缸，坐或斜躺于浴缸内，呼叫铃置于方便
使用的位置并让患者确认

温水泡15～20分钟，用毛巾从上至下清洗皮肤

浴室门外挂洗浴标识牌，不反锁房门

洗毕，扶扶手慢慢站立，稳步出浴缸，脚踏地巾，用浴
巾擦干，穿好衣服。视需要涂润肤霜，半小时内不外出

整理物品，清洁浴室，记录
```

二维码20
盆　浴

十六、会阴清洁

目的　保持会阴清洁，去除异味，增进舒适感，预防感染。

适用　适用于失能而无法自行清洁的患者。

用物　塑料布、中单或者一次性垫布、水壶、热水、水温计、毛巾、清洁内裤、便盆、一次性手套、留置导尿者备消毒棉签。

1.服务要求

(1)照护者仪容仪表端庄,修剪指甲。入户服务时先换上工作服、鞋套,洗手。

(2)评估患者情况,解释,尽量协助、鼓励患者自行清洗会阴部,每日至少一次。卧床患者若上肢功能良好,照护者可将准备好的湿毛巾交给患者自行擦洗。

(3)注意保护患者隐私,不过多暴露私处,注意保暖,防受凉。

(4)冲洗清洁会阴时,先测温,后冲洗,注意水温不过热或过冷,避免烫伤或引起不适。

(5)擦洗顺序由上到下、由前而后,最后擦拭肛门周围,避免往复擦拭。

(6)清洁会阴的毛巾、水盆专人专用,毛巾不与洗脚毛巾混用。

(7)照护者做好自我保护,戴一次性手套操作。

(8)将便盆放置于患者臀下,应抬起臀部,避免硬塞,以免损伤皮肤。

(9)关爱患者,与患者有较好的沟通。

(10)为留置导尿患者清洁会阴后,应在护士指导下用碘附棉签沿尿道口向外消毒。

2.操作方法与服务流程

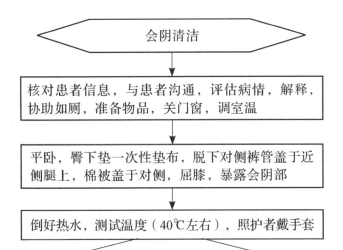

二维码 21
会阴清洁

第二部分　营养与排泄照护

一、半流/糊状食物加工

目的　为不能正常咀嚼进食或者需要管饲的患者提供食物加工服务。目的是提供便于吞咽、容易消化的食物或管饲食物,保证患者营养需求,促进疾病康复。

适用　适用于不能正常咀嚼或需要管饲的患者。

用物　食物搅碎机、食物、温开水、电源及插座、碗或鼻饲用具、进食用具、清洗用具。

1.服务要求

(1)照护者仪容仪表端庄,修剪指甲。入户服务时先换上工作服、鞋套,洗手。

(2)评估患者的需求和营养状况。按营养需求配备食物,科学烹饪,保证营养素均衡摄入。特殊治疗膳食按医嘱配制。

(3)照护者注意洗手和保持器具的清洁,接触食物的用具每次用后清洗、消毒、晾干,无污渍。

(4)根据食物加工的量选用大小适宜的食物搅碎,食物去骨、剔刺。饭菜一起加入搅碎机,加适量温开水或菜汤,使加工的食物量以 200～300ml 为宜。根据患者情况加工成稀稠得当的食物,经口进食者不宜过稀,保证营养素密度;管饲者不宜过稠,以免灌注不便。

(5)盖上盖子,接通电源,搅碎食物。搅碎机用后及时清洗、消毒、晾干备用。

(6)搅碎机内食物及时倒出,及时帮助患者进食,加工后的食物不宜久放,当餐加工及时食用,不宜隔餐进食。

2.操作方法与服务流程

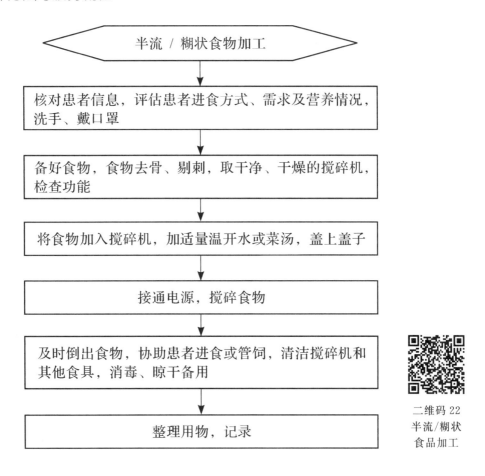

```
半流／糊状食物加工
```
↓
核对患者信息，评估患者进食方式、需求及营养情况，洗手、戴口罩
↓
备好食物，食物去骨、剔刺，取干净、干燥的搅碎机，检查功能
↓
将食物加入搅碎机，加适量温开水或菜汤，盖上盖子
↓
接通电源，搅碎食物
↓
及时倒出食物，协助患者进食或管饲，清洁搅碎机和其他食具，消毒、晾干备用
↓
整理用物，记录

二维码 22
半流/糊状
食品加工

二、协助进食、进水

目的　为行动不便的患者提供必要的帮助和提供必要的辅具,尽可能维持患者自行进食的能力,满足进食和营养需求。

适用　适用于:①由于视力差、行动不便或者卧床而无法自行取食者;②由于手及肢体功能损害需要一定辅具才能自行进餐者。

用物　食物、餐具、适当的辅具。

1.服务要求

(1)照护者仪容仪表端庄,修剪指甲。入户服务时先换上工作服、鞋套,洗手。

(2)评估患者的身心功能,做好充分解释。根据患者身心功能特点及意愿选择就餐地点,鼓励到餐厅集体就餐。

(3)结合患者身心功能提供合适的帮助,如帮助订餐、搀扶到餐厅、帮助送餐、协助床上或床边进餐等。

(4)根据需要提供适当的辅具,如高背轮椅、能固定的碗、粗柄筷子、床上小桌、围兜等,尽可能地让患者自行进食,享受进食过程,满足营养需求。

(5)尽量取坐位、半卧位进食,禁忌仰卧位进食进水;避免过于黏稠、粗糙、带骨带刺的食物,固体、流质食物交替食用;小口进食,细嚼慢咽,进食过程不催促,避免边进食边看电视及进食期间谈笑,预防进食意外。

(6)平时协助患者进行功能锻炼,促进康复,尽可能地维持进食的能力。

(7)对患者进行营养健康教育,有规律进食,多参与各类活动维持身体功能,促进消化吸收。

2.操作方法与服务流程

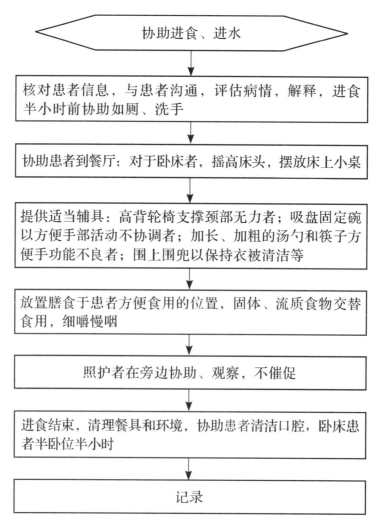

二维码23
协助进食、
进水

三、喂食喂水

目的　为不能自行进食的患者喂食、喂水,满足患者食欲和营养素需求,维持机体良好的营养状况。

适用　适用于手功能障碍或者有伤无法自行进食,但意识清楚、吞咽功能良好者。

用物　餐具(碗、汤匙、筷子)及食物、小毛巾、餐巾、吸管、刷牙或漱口用具、洗手用具。

1.服务要求

(1)照护者仪容仪表端庄,修剪指甲。入户服务时先换上工作服、鞋套,洗手。

(2)做好评估与解释,开展营养健康教育,尊重患者的习惯与喜好,尽量鼓励患者自行进食,对肢体活动不便者,可选择加长、加粗的汤勺,餐具下面以吸盘固定,以方便患者自行进食。

(3)尽量协助患者坐位或者半卧位进食,禁忌仰卧位进食、进水,以防误吸。

(4)喂食者位置略低于服务对象,小口喂食,细嚼慢咽,干食、汤食交替喂,不催促患者。

(5)对视力障碍的患者,喂食时主动告知食物的名称。

(6)注意食物温度,冬天注意保温,喂食前先测试温度,预防烫伤。

(7)尽量避免圆形、滑溜或黏性强的食物,食物去骨剔刺、切细、煮软。咀嚼不便者或者老年人喝水喝汤呛咳重者,可将食物加工成糊状。

(8)进食前半小时结束室内清洁、铺床等工作,半小时前协助排便排尿,开窗通风,保持室内空气清新、环境整洁。

(9)少食多餐,平时多饮水。

2.操作方法与服务流程

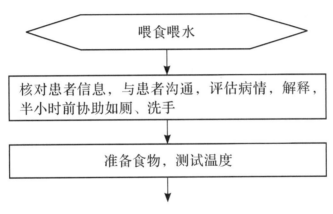

35

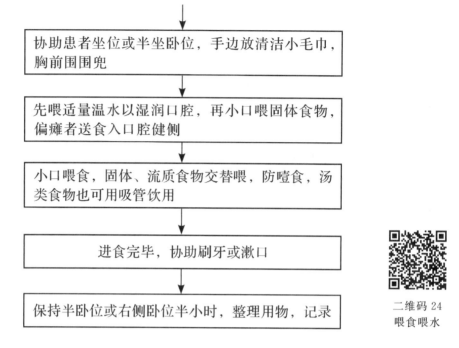

协助患者坐位或半坐卧位，手边放清洁小毛巾，胸前围围兜

↓

先喂适量温水以湿润口腔，再小口喂固体食物，偏瘫者送食入口腔健侧

↓

小口喂食，固体、流质食物交替喂，防噎食，汤类食物也可用吸管饮用

↓

进食完毕，协助刷牙或漱口

↓

保持半卧位或右侧卧位半小时，整理用物，记录

二维码 24
喂食喂水

四、鼻饲

目的　经过鼻饲管灌注食物和药物到胃内,以维持机体营养和治疗的需要。

适用　适用于不能经口进食的患者。

用物　灌注器、餐巾、碗、温开水、纱布、牛皮筋、别针。

1.服务要求

(1)照护者仪容仪表端庄,修剪指甲。入户服务时先换上工作服、鞋套,洗手。

(2)与患者有很好的沟通,评估患者营养及鼻饲管情况,做好解释。

(3)协助患者取半坐位或抬高床头 30°～40°,鼻饲后保持该体位 30 分钟。

(4)每次鼻饲前先测试鼻饲管是否在胃内,再缓慢注入少量温开水观察患者反应,如无异常再进行喂食。鼻饲后注入 20～30ml 温开水,用脉冲式冲洗鼻饲管,以防管内食物残留变质引起胃肠炎。

(5)每次鼻饲前要测试鼻饲液温度,以 38～40℃ 为宜,可滴少量于前臂内侧皮肤,以不烫手为度。严防高温灌入而引起食管、胃黏膜损伤。

(6)每隔 2～3 小时一次,每次 200ml。灌注前回抽时如发现胃内食物残留较多,可考虑延长间隔时间。灌注速度要慢,避免快速灌入致反射性呕吐,引起患者不适。

(7)灌注器每次用后清洗,每周更换。

(8)忌将药物与牛奶、茶水一起灌入,新鲜果汁与牛奶应分开注入。

（9）每日口腔清洁 2 次，如遇呕吐、鼻饲管堵塞、滑出等，及时联系护士。长期鼻饲者由护士定期更换鼻饲管。

（10）活动、翻身时要注意固定鼻饲管，预防鼻饲管滑脱。

2．操作方法与服务流程

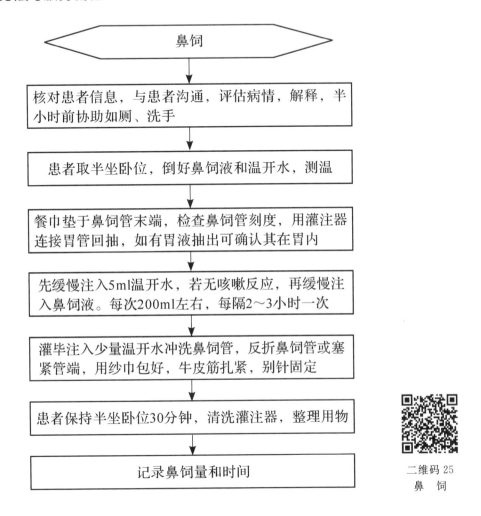

二维码 25
鼻 饲

五、协助如厕

目的　协助活动不便患者排便，满足患者排泄需要，维护尊严，增进舒适感。

适用　适用于行动不便，但能坐位完成排便的患者。

用物　卫生纸，必要时备拐杖或轮椅等助步器。

1．服务要求

（1）照护者仪容仪表端庄，修剪指甲。入户服务时先换上工作服、鞋套，洗手。

（2）平时加强身体功能的康复锻炼,尽量让患者入卫生间如厕。

（3）与患者沟通,做好解释。患者宜坐位如厕,避免蹲位排便。卫生间地面干燥,防滑,扶手稳固。

（4）患者手扶扶手坐稳,起身要慢,以防摔倒。

（5）养成定时排便的习惯,平时多食新鲜蔬菜、水果,保持大便通畅。

（6）门外挂如厕标识,厕所门不反锁,嘱患者耐心排便勿过于用力,防排便意外。

（7）若使用床旁坐便器如厕,先在便桶内放适量水,便桶置于架内,平时盖好盖子。患者如厕,则按床椅转移法协助患者坐于床旁坐便器上,便毕及时倒除粪便,清洗便桶。

（8）若坐便器较高,可以垫上脚垫,保持身体略前倾位,以方便排便,但照护者需要在旁协助,防跌倒。

2.操作方法与服务流程

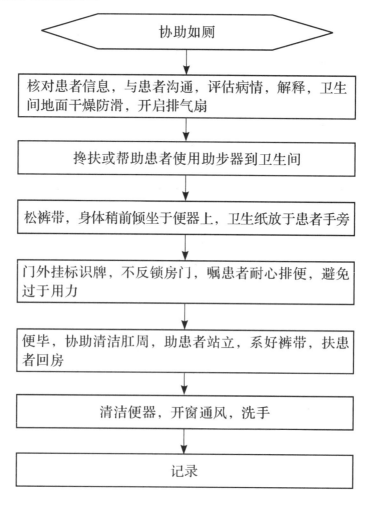

协助如厕

↓

核对患者信息,与患者沟通,评估病情,解释,卫生间地面干燥防滑,开启排气扇

↓

搀扶或帮助患者使用助步器到卫生间

↓

松裤带,身体稍前倾坐于便器上,卫生纸放于患者手旁

↓

门外挂标识牌,不反锁房门,嘱患者耐心排便,避免过于用力

↓

便毕,协助清洁肛周,助患者站立,系好裤带,扶患者回房

↓

清洁便器,开窗通风,洗手

↓

记录

二维码 26
协助如厕

六、更换纸尿裤

目的　为不能自理的大小便失禁患者更换纸尿裤,清洁会阴部,保持衣被整洁、干燥,预防并发症,增进舒适感。

适用　适用于失能的尿失禁患者。

用物　纸尿裤、毛巾、水盆、热水、卫生纸、一次性手套。

1.服务要求

(1)照护者仪容仪表端庄,修剪指甲。入户服务时先换上工作服、鞋套,洗手。

(2)与患者有很好的沟通,评估尿湿情况,做好解释。注意遮盖患者,防受凉,保护隐私。

(3)一次性尿垫、纸尿裤的类型较多,根据尿失禁程度及患者活动情况选择尿垫或纸尿裤。一般卧床尿失禁患者选用纸尿裤较好,少量漏尿且能离床活动者也可选用内裤内用的尿垫,会阴部有伤口或其他情况不能穿纸尿裤者也可用大小适宜的一次性尿垫。

(4)根据体型大小选择型号合适的纸尿裤,注意腰部、腿部不要粘贴得太紧,以能放入一指为度。注意不同性别患者纸尿裤放置的位置,分清前后,防止尿液漏出。

(5)更换时如有大便,则先用卫生纸擦净,撤离尿垫或纸尿裤后再清洗。如局部皮肤发红,可涂凡士林或鞣酸软膏保护。选择棉质纸尿裤,尿湿及时更换,减少刺激,预防尿布疹、皮肤糜烂等。

(6)尿失禁患者如无禁忌,鼓励尽量多饮水,预防尿路感染。

2.操作方法与服务流程

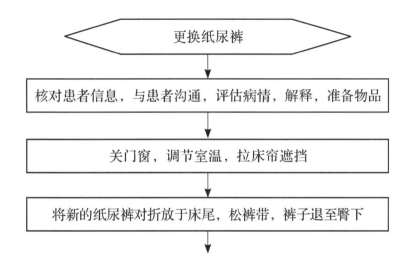

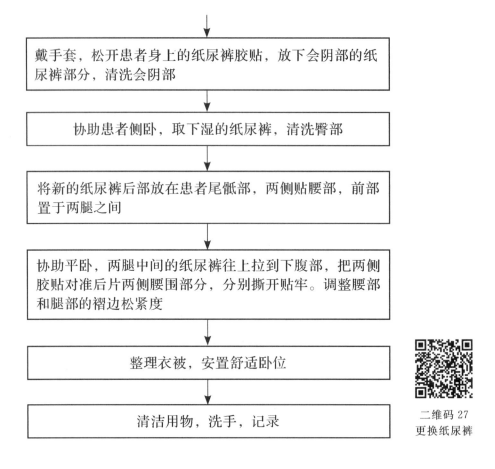

戴手套，松开患者身上的纸尿裤胶贴，放下会阴部的纸尿裤部分，清洗会阴部

协助患者侧卧，取下湿的纸尿裤，清洗臀部

将新的纸尿裤后部放在患者尾骶部，两侧贴腰部，前部置于两腿之间

协助平卧，两腿中间的纸尿裤往上拉到下腹部，把两侧胶贴对准后片两侧腰围部分，分别撕开贴牢。调整腰部和腿部的褶边松紧度

整理衣被，安置舒适卧位

清洁用物，洗手，记录

二维码 27
更换纸尿裤

七、失禁护理

目的 为不能自理的失禁患者清理污物，更换纸尿裤、衣裤及床单，清洁会阴部及肛周，指导功能锻炼，保持清洁，预防感染，促进康复，增进舒适感，提高生活质量。

适用 适用于失能的大小便失禁患者。

用物 毛巾、水盆、温水、一次性中单、一次性手套、卫生纸，必要时备清洁衣裤、床单等。

1.服务要求

（1）照护者仪容仪表端庄，修剪指甲。入户服务时先换工作服、鞋套，洗手，戴口罩。

（2）与患者做好沟通，用布帘或屏风遮挡患者。评估大小便失禁情况，做好解释。

（3）指导使用接尿器、床上接便器等设施，减少大小便外溢而污染衣被。

（4）按更换纸尿裤、更换衣裤、更换床单的方法更换被污染物品。及时清理、清洁，保持衣被、床单位清洁、干燥，维持空气清新无异味。

（5）经常用温水清洗会阴部及肛周皮肤，视情况涂擦鞣酸软膏以保护皮肤。

（6）指导功能锻炼，可以每天 2～3 次进行盆底肌肉功能训练：患者取坐位或卧位，放松腹部、大腿和臀部肌肉，用力收缩会阴、肛门 5 秒，放松 5 秒，重复 20 次左右。也可结合呼吸进行盆底肌肉功能锻炼：鼻吸气（默数 1、2、3、4），再持续用力收缩肛门会阴并缩唇吹气（默数 1、2、3…8），重复 10～15 次。可以每天锻炼 2～3 次。

（7）大便失禁者，忌进食洋葱及其他刺激性食物，少食火龙果、西瓜等促进排便的食物，根据大便情况调整饮食结构，减少失禁程度，训练排便功能。

（8）观察二便情况，注意量和性质，有异常者及时就医。

（9）大小便失禁带来不良的气味和感受，常给患者带来窘迫感、羞耻感，在做好日常照护的同时，鼓励患者面对疾病积极康复，使用纸尿裤等辅助物品减少生活中的不便，保持乐观向上的心态。

（10）多饮水，预防泌尿道感染。

2.操作方法与服务流程

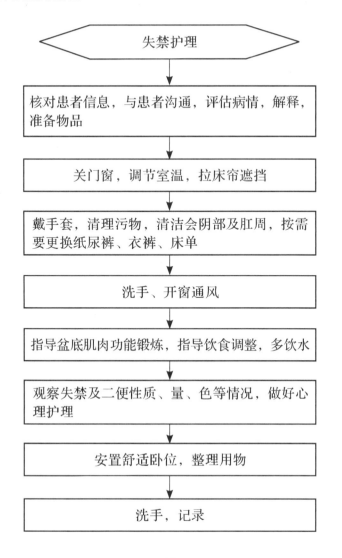

二维码 28
失禁护理

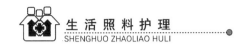

八、床上使用便器

目的 协助卧床患者排便,满足患者排泄需要,增进舒适感。

适用 适用于不能起床的卧床患者。

用物 便盆、卫生纸、中单或一次性尿布、一次性手套。

1. 服务要求

(1)照护者仪容仪表端庄,修剪指甲。入户服务时先换上工作服、鞋套,洗手,戴口罩。

(2)与患者有较好的沟通,动作轻、稳、熟练。

(3)注意遮盖患者,防受凉,保护隐私。

(4)对于男性患者可协助其先用尿壶排尿,会阴部上方盖卫生纸,以防尿湿棉被。

(5)便盆须清洁、无破损,塑料、搪瓷等材质的便盆使用前要检查有无破损、毛刺等情况,取放便盆要托起臀部或者患者侧卧贴上便盆再翻身平卧位,避免硬塞硬拉,防损伤皮肤。亦可用充气式便盆。

(6)冬天可先用热水温暖便盆,避免冷刺激引起不适。

(7)嘱患者耐心排便,避免过于用力。不习惯卧位排便者可略抬高床头或协助坐起。

(8)于就餐、治疗操作前半小时结束排便,以免不良气味影响。便后及时清理污物,开窗通风。

(9)观察大便性质及量、色等情况。

(10)避免洋葱、大蒜等气味较强的食物,进食足量的膳食纤维,均衡膳食,维持营养,保持大便通畅。

2. 操作方法与服务流程

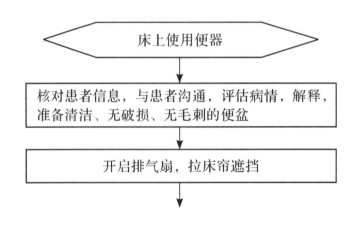

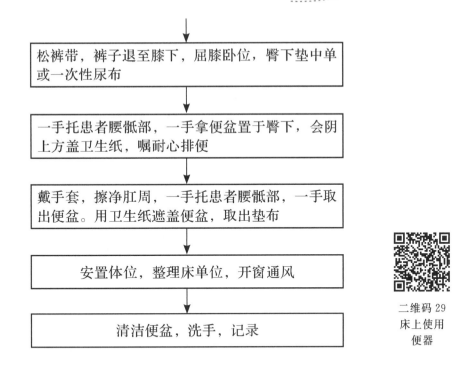

松裤带，裤子退至膝下，屈膝卧位，臀下垫中单或一次性尿布

一手托患者腰骶部，一手拿便盆置于臀下，会阴上方盖卫生纸，嘱耐心排便

戴手套，擦净肛周，一手托患者腰骶部，一手取出便盆。用卫生纸遮盖便盆，取出垫布

安置体位，整理床单位，开窗通风

清洁便盆，洗手，记录

二维码 29
床上使用
便器

九、开塞露通便

目的　协助便秘患者排便,满足患者排泄需要,增进舒适感,预防并发症。

适用　适用于便秘患者通便。

用物　开塞露、卫生纸、一次性手套。

1.服务要求

(1)照护者仪容仪表端庄,修剪指甲。入户服务时先换上工作服、鞋套,洗手,戴口罩。

(2)与患者有较好的沟通,评估患者便秘情况,做好解释,关门窗,防受凉。注意遮盖患者,保护隐私。

(3)打开开塞露瓶盖时要检查开口是否平整,封口用剪刀剪者要注意修剪平整,先挤少量液体润滑,插入肛门轻稳,防止损伤直肠黏膜和肛周皮肤。

(4)挤入开塞露后,嘱患者放松、深呼吸,保留 5～10 分钟后再排便,照护者可持卫生纸轻压肛门协助保留片刻。

(5)指导患者养成定时排便的习惯,多食富含膳食纤维的食物,多食新鲜蔬菜、水果,多饮水,经常腹部按摩,保持大便通畅。

(6)教育老年患者排便时勿用力过度,预防心脑血管意外。

2.操作方法与服务流程

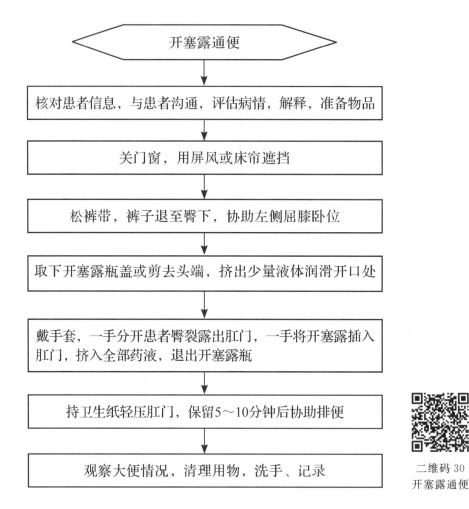

开塞露通便

核对患者信息，与患者沟通，评估病情，解释，准备物品

关门窗，用屏风或床帘遮挡

松裤带，裤子退至臀下，协助左侧屈膝卧位

取下开塞露瓶盖或剪去头端，挤出少量液体润滑开口处

戴手套，一手分开患者臀裂露出肛门，一手将开塞露插入肛门，挤入全部药液，退出开塞露瓶

持卫生纸轻压肛门，保留5～10分钟后协助排便

观察大便情况，清理用物，洗手、记录

二维码 30
开塞露通便

十、人工取便

目的　取出积聚、嵌顿的大便,满足患者排泄需要,增进舒适感,预防并发症。

适用　适用于便秘患者因粪便积聚、嵌顿于直肠,无法用简易通便及药物通便等方法解决的情况。

用物　卫生纸、一次性手套、液体石蜡、一次性垫布或中单、一次性弯盘、垃圾袋。

1.服务要求

(1)照护者仪容仪表端庄,修剪指甲。入户服务时先换上工作服、鞋套,洗手,戴口罩。

(2)与患者沟通,评估便秘及腹胀等情况,向患者解释,说明整个操作过程和配合要求。

（3）关门窗,调节室温,防受凉。用床帘或屏风遮挡,保护隐私。

（4）协助患者松裤带,将裤子退至臀下,下垫一次性垫布或中单,协助左侧屈膝卧位。

（5）操作者右手戴手套,食指或中指上涂上液体石蜡。轻轻按摩肛门周围,嘱患者放松,深呼吸,食指或中指缓缓插入患者肛门进行取便。手法轻柔,避免损伤黏膜。

（6）取便过程中注意观察患者情况,若患者面色苍白、出汗及其他不适,及时停止,放松休息后视情况再进行。

（7）指导患者平时进食足量的膳食纤维、多饮水,保持适宜的运动,养成定时排便的习惯。若两三天未排便,要及时处理,避免结肠内粪便积聚,积聚时间过长的粪便由于水分吸收而变得干硬,导致粪便嵌顿更不易排出。

2.操作方法与服务流程

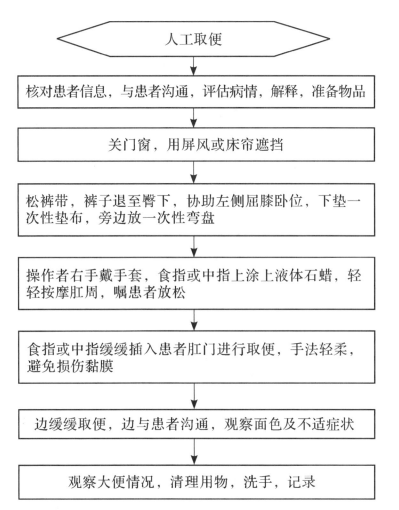

人工取便

核对患者信息，与患者沟通，评估病情，解释，准备物品

↓

关门窗，用屏风或床帘遮挡

↓

松裤带，裤子退至臀下，协助左侧屈膝卧位，下垫一次性垫布，旁边放一次性弯盘

↓

操作者右手戴手套，食指或中指上涂上液体石蜡，轻轻按摩肛周，嘱患者放松

↓

食指或中指缓缓插入患者肛门进行取便，手法轻柔，避免损伤黏膜

↓

边缓缓取便，边与患者沟通，观察面色及不适症状

↓

观察大便情况，清理用物，洗手，记录

二维码31
人工取便

十一、更换集尿袋

目的 定期更换无菌集尿袋,保持留置导尿管通畅,引流尿液至体外,预防感染。

适用 适用于留置导尿患者。

用物 无菌集尿袋、碘附棉签、一次性手套、无菌纱布、血管钳、医用垃圾桶、笔、记录单。

1.服务要求

(1)照护者仪容仪表端庄,修剪指甲。入户服务时先换上工作服、鞋套,洗手,戴口罩。

(2)做好解释工作,安置患者半卧位或平卧位。冬天注意保暖。

(3)评估病情,更换时检查导尿管是否通畅,观察尿液情况。

(4)检查无菌集尿袋是否密闭、过期;打开外包装,检查集尿袋有无破损、引流管有无变形。无特殊情况下集尿袋一周更换1～2次。

(5)严格遵守无菌操作,用三根碘附棉签分别消毒:①导尿管连接处,以接口为中心环形消毒;②向接口以上导尿管环形消毒2.5cm;③向接口以下引流管环形消毒2.5cm。用无菌纱布包裹引流管,脱开连接时,再消毒导尿管管口。

(6)集尿袋放置不得超过膀胱高度,防止尿液逆流。卧位时将集尿袋挂于床沿以下,保持集尿袋位置低于身体床面部位;翻身、活动时暂时夹闭引流管,操作结束及时开放,防止尿液逆流。

(7)保持引流管通畅,避免引流管折叠、扭曲。翻身、活动时先妥善固定引流管,以防滑脱。

(8)观察病情及尿液的量、性状、色泽变化,每天记录,发现异常及时与医生联系。

(9)鼓励患者多饮水,摄入足够的液体,使尿量维持在2000ml以上,达到冲洗尿路的目的,以减少尿路感染和结石的发生。

(10)结合患者病情,根据医嘱定时夹闭导尿管,训练膀胱功能。

2.操作方法与服务流程

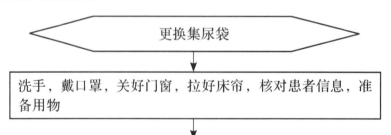

向患者解释，评估病情及留置导尿情况，导尿管是否通畅

↓

用血管钳夹住导尿管（离与引流管连接处3～6cm）

↓

检查集尿袋密封性及有效期，撕开无菌集尿袋包装，将包装袋内面朝上放于床上，垫在引流接口下方，关好集尿袋管路及底部的开关

↓

戴手套，用碘附棉签依次消毒：先以接口为中心环形消毒，然后向接口以上及以下各环行消毒2.5cm

↓

一手取无菌纱布捏住连接处的引流管部分，脱开导尿管和引流管的连接。用碘附棉签消毒导尿管管口

↓

连接新集尿袋引流管，松开血管钳，打开引流管开关，观察是否通畅，观察尿液量、性质、颜色

↓

撤去旧集尿袋，挂好新集尿袋，妥善固定

↓

指导多饮水，活动时先固定和夹闭导尿管，预防导尿管滑脱，避免折叠、扭曲，保持管道通畅。可根据医嘱定时开放导尿管，开展膀胱功能训练

↓

安置患者，整理用物，记录

二维码32
更换集尿袋

十二、更换人工肛门便袋

目的　及时清除人工肛门便袋内的粪便，清洁造口及周围皮肤，保持清洁，保护皮肤，减少刺激。

适用　适用于结肠造口代替肛门排便功能的患者。

用物　人工肛门便袋、棉棒、手套、小脸盆（内盛温水）、小毛巾、纸巾、造口尺、剪刀、弯盘、尿垫、防漏膏、快速手消毒液、医用垃圾桶等。

1.服务要求

(1)照护者仪容仪表端庄,修剪指甲。入户服务时先换上工作服、鞋套,洗手,戴口罩。

(2)评估患者身体情况,评估造口情况,做好解释,拉好床帘,保护隐私。

(3)操作过程应动作轻柔、耐心细致,尊重、爱护患者。

(4)选择大小、材质合适的人工肛门便袋,尽量选择透明人工肛门便袋,便于观察。

(5)当人工肛门便袋内容物有 1/3～1/2 满时或者人工肛门便袋有渗液时,应及时清理或更换人工肛门便袋。

(6)更换人工肛门便袋时可取平卧位或者半卧位、坐位,揭去原有的人工肛门便袋,撕离时要一手按着皮肤,另一手由上往下撕,防撕伤皮肤。

(7)清洁并保护造口周围皮肤,用纸巾由外到内清除造口排出物,再以温水棉球清洁皮肤;要用轻拍的方式清洁,勿用力擦拭,以免损伤黏膜而出血;让皮肤充分干燥后,根据皮肤情况遵嘱涂保护膜或者护肤粉。

(8)粘贴人工肛门便袋时,先除去胶片外面的粘纸贴于造口位置,轻压人工肛门便袋胶片环及其周围,使其与皮肤充分接触并紧贴,防止渗漏。

(9)人工肛门便袋有不同的类型,略有功能上的差异,注意针对性护理。人工肛门便袋两侧有扣洞者,用腰带扣上,固定于患者腰间。

(10)注意观察造口及周围皮肤情况,人工肛门便袋底盘有渗漏时要及时更换,若发现造口及周围皮肤异常应及时处理。根据大便情况调整饮食结构,避免刺激性食物。

(11)每次更换底板时,要测量造口大小,避免造口裁剪过大或过小,若过大则皮肤与排泄物接触易引起粪溢性皮炎;若过小则会压迫造口,不断刺激肠壁,易引起肉芽增生。

(12)坚持训练造口控便能力,提高生活质量。

(13)关爱患者,做好心理疏导。

2.操作方法与服务流程

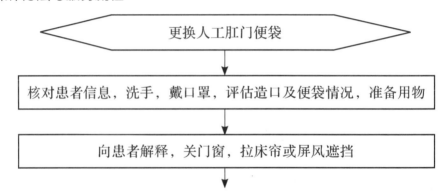

取半卧位或坐位，暴露并观察造口、造口袋及皮肤情况，身旁铺尿垫，上置弯盘，戴手套，观察粪便性状及量

↓

脱人工肛门便袋：①一件式：一手轻轻固定皮肤，另一手由上向下轻柔摘下旧袋底盘；②二件式：一手固定底盘，另一手解开锁扣，向上向外提起造口袋，用纸巾擦拭造口周围排泄物，再一手固定皮肤，一手由上向下摘下底盘。对折造口袋底盘放入垃圾桶；脱手套

↓

检查造口周围皮肤有无破损、糜烂，有无造口分离，由外向内清洁造口处皮肤，必要时涂保护膜

↓

用造口尺测量造口大小、形状并做记号，修剪底盘

↓

戴手套，粘贴造口底盘，并用手由内而外、由上至下按顺时针方向按压底盘，扣上造口袋，排空气，夹紧造口袋尾部

↓

用腰带扣上人工肛门便袋两侧扣洞，固定于患者腰间

↓

在造口袋上注明更换时间，指导患者注意饮食和造口护理

↓

整理用物，通风，洗手，记录

二维码33
更换人工
肛门便袋

第三部分　移动与安全照护

一、翻身

目的　避免局部皮肤长时间受压,促进血液循环,增进舒适感,预防压力性损伤等并发症。

适用　适用于:①瘫痪患者;②极度虚弱而无力自主改变体位的患者;③因病禁忌自动翻身的患者。

用物　翻身枕 1 只、软枕 2 只、护腰腰带。必要时备清洁衣裤、床单等。

1. 服务要求

(1)照护者仪容仪表端庄,修剪指甲。入户服务时先换上工作服、鞋套,洗手,戴口罩。

(2)尽量提供辅具,促进康复锻炼,创造条件维持患者的自行翻身能力。

(3)长期卧床患者至少每 2 小时变换卧位一次,每次翻身观察骨突受压部位皮肤,加强受压部位的皮肤护理,预防骨突处皮肤因受压时间过长致缺血坏死。不同卧位骨突部位皮肤观察:①仰卧位:枕部、肩胛部、肘部、背部、尾骶部、足跟等处;②侧卧位:耳廓、肩部、肘部外侧、髋部、膝部外侧、踝部等处;③俯卧位:额部、肩部前侧、锁骨部位、胸部、髋部、膝盖、足趾等处。

(4)要注意保持床褥整洁、干燥、平整,翻身时避免拖、拉、拽,预防皮肤破损。患者身上有导管时,要先固定后翻身,防止脱落。给骨折患者翻身时,在医护人员指导下进行,注意保护骨折肢体,防止移位。

(5)注意遮盖患者,冬天注意保暖、防受凉,保护隐私。

(6)尽量朝向操作者一侧翻身,如向对侧翻身,应拉起对侧床档并做好防护,严防坠床、撞伤。

(7)翻身后安置好患者体位,关节处于功能位,遵医嘱进行被动活动,避免关节僵硬和肌肉挛缩。

(8)照护者搬动患者前系护腰腰带保护,操作时遵循节力原则,避免腰部受伤。

（9）建立翻身卡,做好翻身记录并做好交接班,发现皮肤红肿、破损等异常情况,及时告知家属并有书面告知书。

（10）翻身的同时进行叩背,促进肺部血液循环,促进排痰,预防坠积性肺炎。

（11）动作轻、稳、熟练,关爱患者,与患者有较好的沟通。

（12）视需要使用气垫、水床垫等,以分散压力,预防压力性损伤。

2.操作方法与服务流程

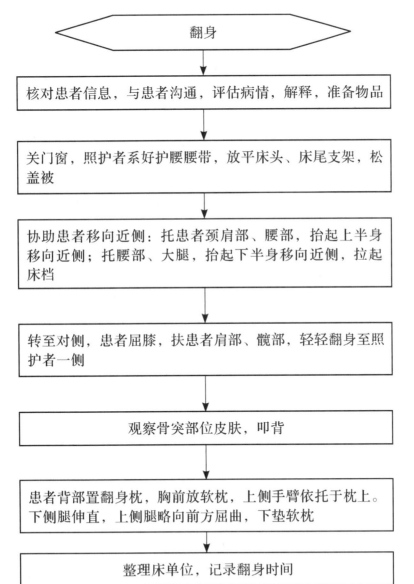

```
                        翻身

核对患者信息，与患者沟通，评估病情，解释，准备物品

关门窗，照护者系好护腰腰带，放平床头、床尾支架，松
盖被

协助患者移向近侧：托患者颈肩部、腰部，抬起上半身
移向近侧；托腰部、大腿，抬起下半身移向近侧，拉起
床档

转至对侧，患者屈膝，扶患者肩部、髋部，轻轻翻身至照
护者一侧

观察骨突部位皮肤，叩背

患者背部置翻身枕，胸前放软枕，上侧手臂依托于枕上。
下侧腿伸直，上侧腿略向前方屈曲，下垫软枕

整理床单位，记录翻身时间
```

二维码 34
翻　身

二、协助床上移动

目的 移动身体,锻炼肢体功能,促进血液循环,增进舒适,预防压力性损伤,促进康复。

适用 适用于卧床或因病不能下床活动者。

用物 助力绳、清洁衣裤、床单等,根据患者情况和肢体功能而定。

1.服务要求

(1)照护者仪容仪表端庄,修剪指甲。入户服务时先换上工作服、鞋套,洗手。

(2)尽量提供辅具,促进康复锻炼,创造条件维持患者自我身体移动的能力。可根据卧床患者情况及肢体功能协助其移向床头、翻身侧卧、床上坐起等活动。

(3)要注意保持床褥整洁、干燥、平整,翻身时避免拖、拉、拽,预防皮肤破损。患者身上有导管时,要先固定后移动,防止脱落。

(4)注意遮盖患者,冬天注意保暖、防受凉,保护隐私。

(5)照护者创造各种条件,协助、鼓励患者活动,以预防肌肉失用性萎缩,促进功能康复。

(6)移向床头时头与床头栏杆之间置软枕,用力得当,避免撞伤;床侧移位翻身时,拉好床档,防坠床;使用拉力绳之类辅助患者活动,用前检查,活动时床旁辅助,防跌落、碰撞而致损伤;床上移动视患者情况量力而行,循序渐进。

(7)动作轻、稳、熟练,关爱患者,与患者有较好的沟通。

2.操作方法与服务流程

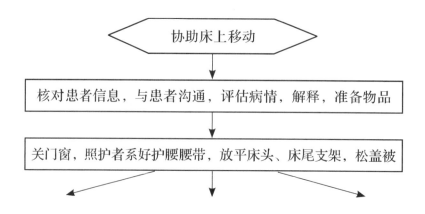

协助移向床头： ①枕头横立于床头； ②患者双手拉床头栏杆，屈膝，双足蹬床面； ③照护者托患者肩背、腰骶部； ④喊口令双方协同移向床头	协助翻身： ①患者平卧，协助上身移到一侧； ②双下肢屈膝、抬臀，移臀于一侧； ③移下肢于一侧，偏瘫者用健肢帮助患肢移位； ④双上肢上举（健肢带动患肢）、摆动，借势翻身到对侧	协助床上坐起： ①将助力绳一端固定于床尾栏杆处，检查栏杆、绳子及固定处的牢固度； ②根据患者臂力和身体情况，适当摇高床头，调节绳子长度； ③患者自行拉住绳子坐起

安置舒适卧位，结合身体情况循序渐进地进行康复训练

整理用物，记录

二维码 35
协助移向床头

二维码 36
协助翻身

二维码 37
协助床上坐起

三、协助床椅转移

目的　安全转移患者，增加患者活动范围，满足患者社交和活动的需要。

适用　适用为偏瘫或者下肢功能较弱难以较好站立、行动不便但能坐立、上肢力量尚好的患者提供体位移动服务。

用物　轮椅或椅子，必要时备气垫、毛毯及外出活动物品。

1.服务要求

（1）照护者仪容仪表端庄，修剪指甲。入户服务时先换上工作服、鞋套，洗手。

（2）与患者有较好的沟通，充分评估患者体位移动的能力。轮椅由专人管理，定期检查，保证轮椅的扶手、脚踏板、安全带、轮胎、刹车等各部件功能良好，使用前再次检查，确保安全。若向床旁椅子移位，则检查椅子的扶手、坐垫等。

(3)注意床和轮椅或椅子的高度保持一致,床和轮椅或椅子操作前检查并固定。轮椅或椅子应尽可能靠近床,床垫和椅面有一定的硬度,避免过于松软的垫子。

(4)尽量协助患者自行转移,照护者给予适当协助和预防跌倒等意外。患者能够独立转移时则尽量不要帮助;只需提供少量帮助时则不要提供大量帮助;患者残疾较重或存在认知障碍时不要勉强其独立转移。

(5)患者先移位到床侧,坐稳。轮椅或椅子靠近患者健侧,与床成45°,固定床和椅。

(6)从床上转移到椅:患者用健手扶住远侧扶手,向前倾斜躯干,健手用力支撑,抬起臀部,以双足为支点旋转身体直至背靠轮椅或椅子坐下(截瘫患者依靠双上肢力量抬起臀部到轮椅或椅子),再双上肢扶撑扶手调整位置。从轮椅到床的转移:同样固定床椅,患者用健手支撑于床面,向前倾斜躯干,健手用力支撑,抬起臀部,以双足为支点旋转身体至床上(截瘫患者依靠双上肢力量抬起臀部到床上),再调整位置。

(7)指导患者进行康复锻炼,尽可能地恢复肢体功能。

2.操作方法与服务流程

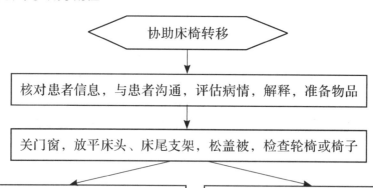

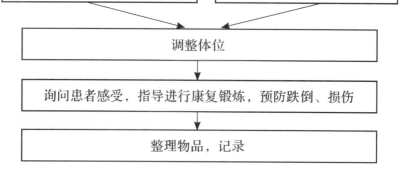

二维码38
协助床椅
转移

四、轮椅使用

目的 为下肢无力、行动不便但能坐立的患者提供轮椅助行,安全转移患者,增加患者活动范围,满足患者社交和户外活动需要。

适用 适用于:①长期卧床患者需要离床活动;②下肢瘫痪、残疾患者外出。

用物 护腰腰带、轮椅,必要时备气垫、毛毯。

1.服务要求

(1)照护者仪容仪表端庄,修剪指甲。入户服务时先换上工作服、鞋套,洗手。

(2)轮椅由专人管理,定期检查,保证轮椅的扶手、脚踏板、安全带、轮胎、刹车等各部件功能良好,使用前再次检查,确保安全。

(3)根据患者体重、肢体功能情况选择合适的轮椅:头颈部控制不佳者选择高背轮椅或附加颈部支架;上肢功能良好者选择手动式轮椅,需要依赖他人者选择他人推动型;上肢功能较好,方便学习和工作者选择短扶手轮椅,需要上肢有较好依托者选择长扶手轮椅;体重80kg以上者选择特制轮椅。

(4)上下轮椅应先拉紧刹车固定轮椅,收起脚踏板。协助患者坐上轮椅并靠后坐稳,系好安全带,脚踏在脚踏板上,松刹车后稳步推行。

(5)长时间坐轮椅者,垫气垫或水垫,每隔1小时用双手支撑身体,使臀部离开片刻,预防压力性损伤。

(6)推轮椅上台阶时先上前轮,再上后轮;下台阶时倒退下行,先下后轮,再下前轮。在运送途中遇到较大的坡度(坡度大于15°),应采用倒车下坡的技术,缓慢倒退行进,保证安全。

(7)上下台阶及上下坡推行注意安全,如患者较重,道路坡度较大,应请人帮助,合力推动轮椅。推轮椅过程中速度缓慢,保持平稳,不可碰撞墙及门框,避免震动引起患者不适。运送过程中注意观察患者的情况。注意保暖,防止受凉。

(8)协助患者床椅转移、起床站立等过程中速度宜慢,预防直立性低血压。

(9)协助患者进行康复锻炼,尽可能地恢复功能。

2.操作方法与服务流程

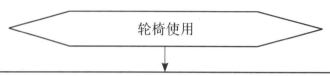

```
┌─────────────────────────────────────────────┐
│                  轮椅使用                      │
└─────────────────────────────────────────────┘
                      ↓
┌─────────────────────────────────────────────┐
│ 核对患者信息，与患者沟通，评估病情，解释，协助如  │
│ 厕，准备并检查轮椅                              │
└─────────────────────────────────────────────┘
                      ↓
┌─────────────────────────────────────────────┐
│ 系好腰带，推轮椅至床旁，使轮椅与床成40°或椅背和   │
│ 床尾平齐，拉起刹车                              │
└─────────────────────────────────────────────┘
                      ↓
┌─────────────────────────────────────────────┐
│ 协助卧于床边，屈膝。照护者一手置颈肩处，另一手置  │
│ 患者远侧膝外侧，扶坐于床侧。协助穿鞋             │
└─────────────────────────────────────────────┘
                      ↓
┌─────────────────────────────────────────────┐
│ 让患者双手环抱照护者颈部，照护者两手合抱患者腰部，│
│ 双脚和双膝抵住患者双脚、双膝的外侧（或一脚伸入患  │
│ 者双膝之间），协助患者站立，旋转身体，移坐于轮椅上 │
└─────────────────────────────────────────────┘
                      ↓
┌─────────────────────────────────────────────┐
│ 转患者身后，调整坐姿，系好安全带，翻下脚踏板，松  │
│ 刹车，推轮椅                                   │
└─────────────────────────────────────────────┘
                      ↓
┌─────────────────────────────────────────────┐
│ 上台阶：轮椅正对台阶，踩下后倾杆，轮椅后倾，前推；│
│ 下台阶：调转轮椅，腿部贴扶椅背，稳步倒退下行；上  │
│ 斜坡：患者靠后坐稳，推轮椅前行；下斜坡：调转轮椅  │
│ 倒退下行，随时观察身后情况                       │
└─────────────────────────────────────────────┘
                      ↓
┌─────────────────────────────────────────────┐
│ 每隔1小时用双手支撑身体，使臀部离开片刻           │
└─────────────────────────────────────────────┘
                      ↓
┌─────────────────────────────────────────────┐
│ 按床椅转移方法扶患者上床休息，整理用物，记录      │
└─────────────────────────────────────────────┘
```

二维码39
轮椅使用

五、助步器使用

目的　使用助步器辅助患者行走,锻炼肢体功能,增大患者活动范围,促进康复。

适用　适用于:①下肢力量弱或者因伤因病而行动不便的患者;②疾病康复期

进行行走锻炼的患者。

用物 助步器。

1.服务要求

(1)照护者仪容仪表端庄,修剪指甲。入户服务时先换上工作服、鞋套,洗手。

(2)助步器由专人管理,定期检查,做好登记。根据患者肢体功能情况选择助步器类型,根据身高调整高度。检查助步器衔接部位是否完好,带刹车的助步器其刹车是否灵敏,有轮助步器的轮子是否转动灵活。

(3)患者穿适当的裤子及合脚的防滑鞋,不穿拖鞋。通道平整无障碍物,以免滑倒或被绊倒。

(4)带轮子的助步器移动方便,但稳定性差,要注意陪护,最好使用带刹车的助步器,防止意外。

(5)若是无轮助步器,在前行时,要注意预防患者站立不稳而跌倒。

(6)无轮助步器:举起助步器放前约15cm处,放稳,患脚前行,健脚跟上。有轮助步器:推动助步器向前约15cm处,放稳,有刹车的按下刹车,患脚前行,健脚跟上。未熟练使用前,照护者立于患者患侧,扶持或协助患者练习,防止跌倒。

(7)按康复计划顺序练习,避免在不平路面、人多的通道上或马路上行走,注意安全。

2.操作方法与服务流程

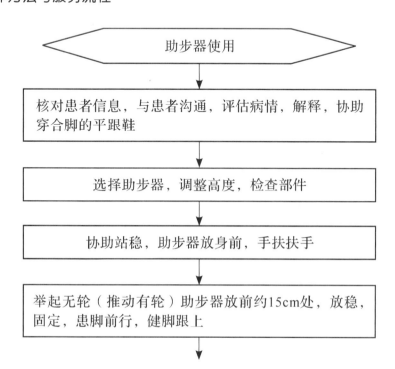

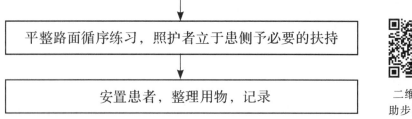

二维码40
助步器使用

平整路面循序练习，照护者立于患侧予必要的扶持

安置患者，整理用物，记录

六、平车使用

目的　利用平车转移患者,满足就医、检查等需要。

适用　适用于瘫痪、昏迷等长期卧床患者或因病(如骨折等)需要卧床的患者转移。

用物　平车、垫被、盖被、枕头。

1.服务要求

(1)照护者仪容仪表端庄,修剪指甲。入户服务时先换上工作服、鞋套,洗手。

(2)设专人管理,定期检查护栏和刹车等是否完好,做好使用记录。平车适用于平整的路面,主要用于短距离的运送。

(3)上下平车注意先踩刹车,运送过程平稳,平车两侧栏杆拉好,避免碰撞和颠簸,严防患者跌出平车。冬天注意保暖,防受凉。

(4)一般需两人推动平车,一人在前把住方向,一人在后平稳推动平车。患者头部应卧于大轮端,以减轻颠簸,上坡时头在前,下坡时头在后。

(5)患者身上有导管时,要先固定好导管,防止脱落。骨折特别是脊柱骨折患者,在医护人员指导下搬运,避免脊柱扭曲而导致骨折端移位而引发截瘫。

(6)关爱患者,与患者有较好沟通,在运送过程中随时观察患者情况。

(7)平车用后擦拭消毒,清洁,备用。

2.操作方法与服务流程

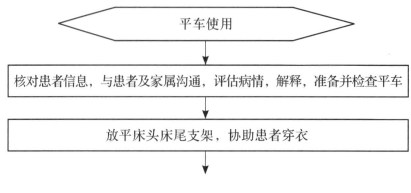

平车使用

核对患者信息，与患者及家属沟通，评估病情，解释，准备并检查平车

放平床头床尾支架，协助患者穿衣

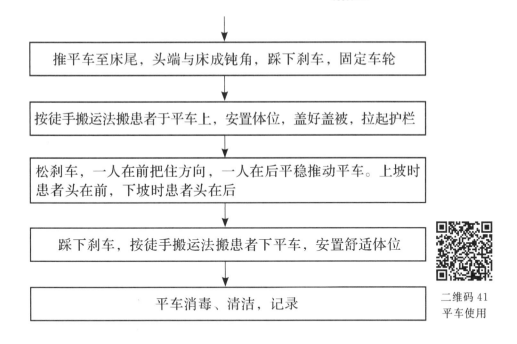

推平车至床尾，头端与床成钝角，踩下刹车，固定车轮

按徒手搬运法搬患者于平车上，安置体位，盖好盖被，拉起护栏

松刹车，一人在前把住方向，一人在后平稳推动平车。上坡时患者头在前，下坡时患者头在后

踩下刹车，按徒手搬运法搬患者下平车，安置舒适体位

平车消毒、清洁，记录

二维码 41
平车使用

七、爬楼机使用

目的　爬楼机主要是为无电梯设施及年老体弱、因病或因伤等行动不便的患者提供上下楼梯服务。

适用　适用于无法自行上下楼而又无电梯设施的患者转移。

用物　爬楼机及相关设施、电源。

1. 服务要求

(1)照护者仪容仪表端庄，修剪指甲。入户服务时先换上工作服、鞋套，洗手。

(2)爬楼机需专人管理，定期检查维护，用后及时归位，做好记录。爬楼机使用者接受专门的培训，熟练掌握其功能和使用方法，持证上岗。

(3)爬楼机有不同类型，尽量使用全自动、平稳运行的爬楼机，半自动的爬楼机要特别注意安全问题，使用者有较好的控制力量。

(4)使用前检查爬楼机各部件及功能，特别检查安全带、紧急装置等功能是否完好；与患者充分沟通，明确上下爬楼机及运送过程中的安全问题，检查通道并确保无障碍物，检查患者衣着、肢体勿挂于或伸出爬楼机外。

(5)必须在平台上上下爬楼机，避免楼梯中途上下爬楼机，照护者在旁协助，随时观察和处理异常情况。

(6)尽可能地协助患者进行康复锻炼，维持肢体功能，促进自行上下楼。

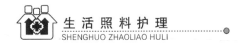

2.操作方法与服务流程

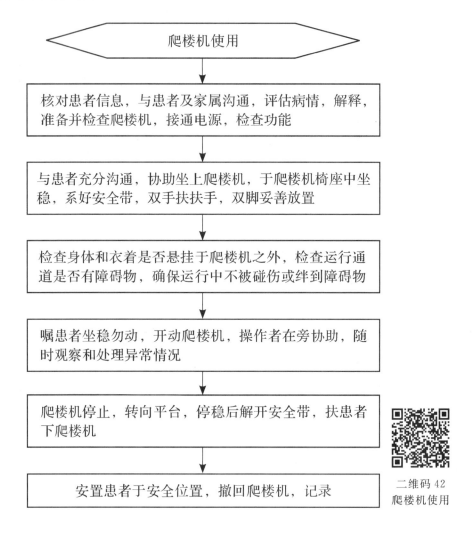

爬楼机使用

↓

核对患者信息，与患者及家属沟通，评估病情，解释，准备并检查爬楼机，接通电源，检查功能

↓

与患者充分沟通，协助坐上爬楼机，于爬楼机椅座中坐稳，系好安全带，双手扶扶手，双脚妥善放置

↓

检查身体和衣着是否悬挂于爬楼机之外，检查运行通道是否有障碍物，确保运行中不被碰伤或绊到障碍物

↓

嘱患者坐稳勿动，开动爬楼机，操作者在旁协助，随时观察和处理异常情况

↓

爬楼机停止，转向平台，停稳后解开安全带，扶患者下爬楼机

↓

安置患者于安全位置，撤回爬楼机，记录

二维码42
爬楼机使用

八、充气床垫使用

目的　充气床垫通过气柱的定时充气或放气使患者身体的着床部位不断变化，以避免局部长期受压，预防压力性损伤。

适用　适用于长期卧床而无法自行翻身者，如昏迷、瘫痪者。

用物　充气床垫、充气泵、电源及线路、床单、一次性中单。

1.服务要求

(1)照护者仪容仪表端庄，修剪指甲。入户服务时先换上工作服、鞋套，洗手。

(2)关门窗，调节室温，防患者受凉。与患者沟通，评估患者身体及皮肤情况，评估压力性损伤风险。

（3）卧床患者铺充气床垫，铺上气垫和床单、一次性中单等过程中注意固定在床边的各种引流装置及各类管道，严防拔出、滑脱。

（4）充气床垫用后应在充气状态进行清洁，可用含氯消毒剂擦拭消毒，晾干后备用。

（5）使用充气床垫的同时，仍要做好定时翻身、加强营养、保持床单位整洁干燥，避免皮肤局部受压过久引发压力性损伤。

（6）一些充气床垫有自动放气、充气功能，自动进行气柱之间轮流放气、充气（气柱间交替波动），这样可以避免局部受压过久。

（7）适度充气，若充气太足会产生不适感，若充气过少则起不到作用。

（8）熟练掌握使用方法，在移动、保养、维修床垫时，应首先切断电源。

（9）避免与锐器一同放置，防充气床垫损坏。

2.操作方法与服务流程

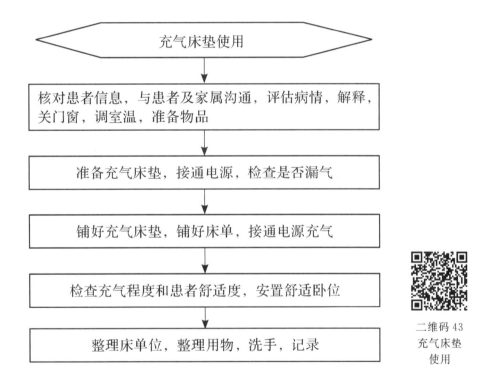

二维码43
充气床垫
使用

九、压力性损伤的预防

目的　预防局部组织因受压过久导致缺血、缺氧而坏死。

适用　适用于生活不能自理的卧床患者或因截瘫、牵引、约束等情况容易发生

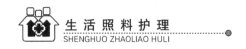
压力性损伤的患者。

用物 翻身枕,必要时备充气床垫或者水床垫、坐位气垫等。

1.服务要求

(1)照护者仪容仪表端庄,修剪指甲。入户服务时先换上工作服、鞋套,洗手。

(2)卧床不能自我翻身的患者,建立床头翻身卡,每隔 2 小时翻身一次并记录。翻身时观察骨突受压部位皮肤。若受压部位有红肿,或者患者水肿、低蛋白血症等皮肤情况差,则增加翻身次数。

(3)翻身时,背部垫翻身枕,身体空虚处垫上适当的软枕或气垫,以分散压力,减轻骨突部位的压力。

(4)半卧位时,适当摇高床尾支架,以减少尾骶部、背部皮肤的剪切力。

(5)保持床单位、衣裤平整无皱褶,床上无渣屑,移动体位时避免拖、拉、推,防皮肤损伤。

(6)交接班时交接皮肤,若皮肤出现红肿、水疱,甚至破损,及时按不良事件上报流程上报处理,并按压力性损伤护理常规执行。

(7)及时更换纸尿裤,清洗会阴部,保持皮肤清洁干燥。

(8)加强患者营养,在护士指导下按摩受压部位和背部,增强皮肤抵抗力。

(9)下肢截瘫者坐轮椅,臀下垫气垫,小腿部用垫子保护,利用良好的上肢功能,每隔 1 小时抬起上身让臀部放松片刻。

(10)因骨折牵引或约束的患者,注意局部受压皮肤垫上棉垫,每小时观察一次并记录,每隔 2 小时放松 5 分钟。

(11)协助护士对患者的压力性损伤风险进行评估,做好家属告知工作。

2.操作方法与服务流程

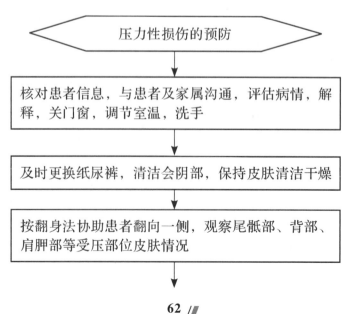

压力性损伤的预防

核对患者信息,与患者及家属沟通,评估病情,解释,关门窗,调节室温,洗手

及时更换纸尿裤,清洁会阴部,保持皮肤清洁干燥

按翻身法协助患者翻向一侧,观察尾骶部、背部、肩胛部等受压部位皮肤情况

背垫翻身枕，身体空虚处适当垫软枕，整理床单位、衣被，保持平整无皱褶

牵引、约束者，局部皮肤受压部位垫上棉垫，每小时观察一次，每隔2小时放松5分钟。视需要按摩骨突部位和背部

必要时使用水床垫或气床垫，减少骨突部位压力

建床头翻身卡，每隔2小时翻身一次并记录

二维码 44
压力性损伤
的预防

十、约束手套使用

目的 用约束手套约束患者手部，预防自伤、抓伤伤口、拔脱管道等意外。

适用 适用于不配合治疗、有自伤可能的婴幼儿、意识不清的患者。

用物 约束手套、棉垫。

1. 服务要求

(1)照护者仪容仪表端庄，修剪指甲。入户服务时先换上工作服、鞋套，洗手。

(2)评估患者病情、意识及抓伤、拔除管道等风险，与家属充分沟通，签订约束手套使用协议，注明注意事项。

(3)修剪患者指甲，检查约束手套内面，内面需光滑无丝线，严防缠绕手指。

(4)戴好手套后，腕部固定带处绑好棉垫，固定带固定于床栏处，注意带子长度，要留有一定的活动空间。

(5)每小时检查约束部位及手部、手指末端情况，每隔2小时放松5分钟，做好记录。一般约束手套末端有开口，拉开拉链可检查指端和手部情况，防约束过紧导致远端缺血坏死。

(6)约束不作为长期的措施，在尽可能地做好保护的情况下避免约束患者。

2. 操作方法与服务流程

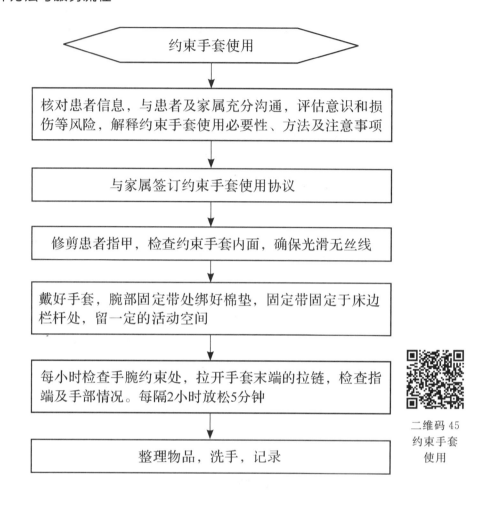

```
约束手套使用
        ↓
核对患者信息，与患者及家属充分沟通，评估意识和损
伤等风险，解释约束手套使用必要性、方法及注意事项
        ↓
与家属签订约束手套使用协议
        ↓
修剪患者指甲，检查约束手套内面，确保光滑无丝线
        ↓
戴好手套，腕部固定带处绑好棉垫，固定带固定于床边
栏杆处，留一定的活动空间
        ↓
每小时检查手腕约束处，拉开手套末端的拉链，检查指
端及手部情况。每隔2小时放松5分钟
        ↓
整理物品，洗手，记录
```

二维码 45
约束手套
使用

十一、约束背心使用

目的　约束背心对患者躯体进行适当约束，避免患者发生坠床、跌倒等意外。

适用　适用于意识不清而躁动不安的患者，或坐立不稳的患者做适当的约束，防跌倒。

用物　约束背心。

1. 服务要求

(1)照护者仪容仪表端庄，修剪指甲。入户服务时先换上工作服、鞋套，洗手。

(2)评估患者病情、意识及抓伤、拔除管道、坠床、跌倒等风险，与家属充分沟通，签订约束背心使用协议，注明注意事项。

（3）选择大小合适的约束背心,检查约束背心和各部分固定带完好。

（4）约束背心有不同类型,有些适合于卧床患者,对躯体部分做适当的约束,以预防坠床和保证治疗、护理工作的顺利进行。另有一些适合坐位约束,避免跌倒。

（5）约束背心（约束衣）比约束带要舒适一些,也避免约束带局部束缚可能带来的损伤风险。约束背心的背部固定处须牢固,防移动或滑脱致意外。

（6）在穿戴的时候松紧适中,以能伸进一只手掌为宜,同时注意定时翻身,防压力性损伤。每小时检查约束部位及患者肢体情况,并做好记录。

（7）约束背心不贴身穿着。

（8）约束不作为长期的措施,在尽可能地做好保护的情况下避免约束患者。

2.操作方法与服务流程

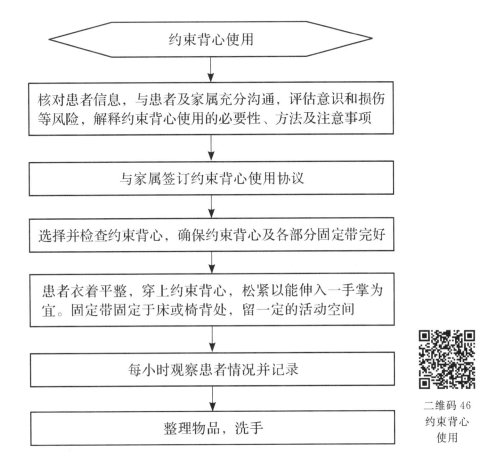

二维码 46
约束背心
使用

十二、约束带使用

目的 使用约束带约束肢体,避免坠床、抓伤和拔除管道等意外。

适用 适用于意识不清、躁动且有自伤、坠床、意外拔管风险的患者。

物品 约束带、棉垫。

1.服务要求

(1)照护者仪容仪表端庄,修剪指甲。入户服务时先换上工作服、鞋套,洗手。

(2)评估患者病情、意识及坠床、抓伤、拔除管道等风险,与家属充分沟通,签订约束带使用协议。

(3)约束带有许多不同类型,如手腕和踝部约束带、肩部约束带、膝部约束带及各种改良约束带,如多头约束带、躯体约束带和新型约束带等。根据患者情况选用合适的约束带并检查其功能。

(4)约束部位先垫上棉垫,松紧适宜。手腕、踝部约束也可使用绷带,使用时先用棉垫包裹患者的手腕或踝部,再用绷带打成双套结,套在棉垫上使肢体不易脱出,又不影响血液循环,而后将带子系于床沿。

(5)约束时注意松紧度,同时尽可能选择较宽的约束带,肩部、膝部约束可用约束背心和专用的下肢约束裤。对于躁动患者,遵医嘱适当镇静,防止因约束导致肢体损伤。

(6)动态观察约束部位及远端肢体情况,每隔2小时放松5分钟,注意肢端有无缺血情况,严防约束过紧引起组织坏死和损伤。

(7)约束不作为长期的措施,在尽可能地做好保护的情况下避免约束患者。居家约束慎重,须在有照护者专职服务之下使用。

2.操作方法与服务流程

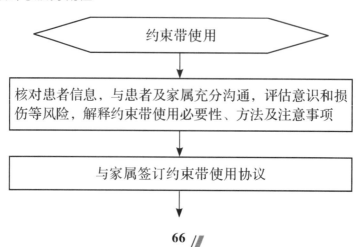

约束带使用

核对患者信息,与患者及家属充分沟通,评估意识和损伤等风险,解释约束带使用必要性、方法及注意事项

与家属签订约束带使用协议

选择并检查约束带，准备大小适宜的棉垫

先用棉垫包裹手腕、脚踝及其他约束处，再系上压束带，松紧以能通过一指为宜，另一端系于床缘

动态观察，每小时记录一次，每隔2小时放松5分钟

整理物品，洗手，记录

二维码47
约束带使用

第四部分　基础护理

一、叩背

目的　卧床患者定期进行叩背,促进血液循环,预防压力性损伤和肺部感染,同时借助叩击时对气道内痰液的振动,协助呼吸道分泌物排出体外,保持呼吸道通畅。

适用　适用于卧床患者或者呼吸道痰液多者。

用物　椅子、靠枕。

1.服务要求

(1)照护者仪容仪表端庄,修剪指甲。入户服务时先换上工作服、鞋套,洗手。

(2)患者坐于椅子上,前胸朝向椅背,垫以软枕;卧床患者取侧卧位,抱枕于胸前。叩击的力量不宜过重,操作中注意询问患者感受,调整叩击力度。叩背过程中要使患者上身有较好的支撑,注意安全。

(3)将手成背隆掌空状态,以腕部力量有节奏地自下而上、由外向内叩打背部3～5分钟,有需要时遵医嘱每个肺叶叩3分钟,共15分钟。

(4)不可在脊柱、伤处、袒露的皮肤处叩击;避免用手指叩击,防损伤。

(5)注意遮盖患者,防受凉,保护隐私。

(6)如患者痰液多,应鼓励患者多饮水,在稀释痰液的基础上叩背。

(7)避免在进餐前后叩背,剧烈咳嗽时暂停叩背。

(8)咯血、肺栓塞等疾病禁叩背。

2.操作方法与服务流程

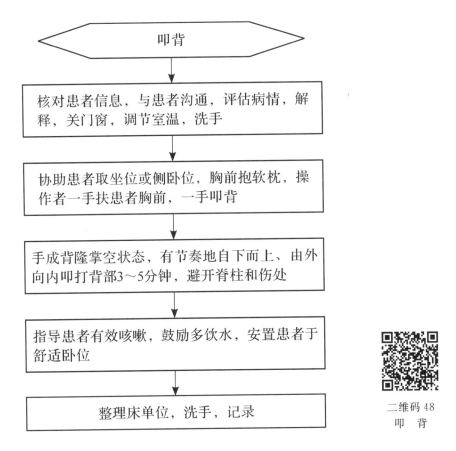

叩背

↓

核对患者信息，与患者沟通，评估病情，解释，关门窗，调节室温，洗手

↓

协助患者取坐位或侧卧位，胸前抱软枕，操作者一手扶患者胸前，一手叩背

↓

手成背隆掌空状态，有节奏地自下而上、由外向内叩打背部3～5分钟，避开脊柱和伤处

↓

指导患者有效咳嗽，鼓励多饮水，安置患者于舒适卧位

↓

整理床单位，洗手，记录

二维码48
叩 背

二、冰袋应用

目的 为高热患者降低体温或局部冷疗。

适用 适用于高热患者或者局部组织损伤急性期患者。

用物 冰袋、冰块、脸盆、布套、水,或用化学致冷袋代替冰袋。

1.服务要求

(1)照护者仪容仪表端庄,修剪指甲。入户服务时先换上工作服、鞋套,洗手。

(2)冰袋禁忌置于后颈部、前胸、腹部、会阴部、足底、耳廓等处。

(3)用冰袋降温30分钟后测量体温,体温降至38℃左右时停止使用。

(4)随时观察患者的反应,如有畏寒不适,应及时撤除冰袋。

(5)避免冰袋直接与皮肤接触,应外包布套,冷敷部位垫毛巾,随时观察局部皮肤情况,防冻伤。

(6)患者发热时如无冰袋,可将冷水毛巾置于患者前额以助降温。

（7）皮肤破损处不可直接敷冰袋，应请护理人员换药覆盖纱布后进行，并保持局部干燥。

（8）目前多以化学致冷袋代替传统的冰袋，使用时注意检查有无破损。

（9）软组织损伤早期（12小时内）可用局部冷疗，以减轻水肿和疼痛。损伤12小时后可用热敷。

2．操作方法与服务流程

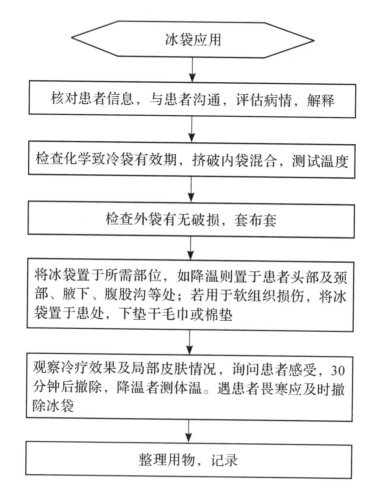

二维码49
冰袋应用

三、冷湿敷

目的 减轻局部组织充血、出血，减轻疼痛，控制炎症扩散，降低体温等。

适用 适用于高热、中暑、炎症早期、软组织损伤及烫伤初期。

用物 敷布、凡士林、纱布、棉签、一次性治疗巾、手套、水盆、冰水、手消毒液等。

1.服务要求

(1)照护者仪容仪表端庄,修剪指甲。入户服务先换上工作服、鞋套、洗手。

(2)关门窗,调节室温,评估患者身体情况是否适宜进行冷敷,向患者解释,取得合作。

(3)忌于后颈部、胸前、腹部、足底、阴囊、耳廓等处冷敷,伤口处禁止冷湿敷。若用于降温,可于颈部、腋下、腹股沟、腘窝等大血管通过处进行冷敷并适当按摩,促进散热。

(4)降温者30分钟后测量体温并记录,体温降至38℃左右时停止使用。

(5)随时观察患者的反应,如有畏寒不适,应及时停止用冷。

(6)局部有伤口时,禁止冷湿敷。若需要冷敷,伤口先用敷料包扎,再用防水垫布等包裹冰袋持续冷敷。

(7)使用冰袋时,避免冰袋直接与皮肤接触,应外包布套,冷敷部位垫毛巾,随时观察局部皮肤情况,防冻伤。

(8)持续用冷时间不宜过长,以15~20分钟为宜,避免引起不良的继发效应。

(9)若是烫伤应急处置,应尽快对局部皮肤进行冷水冲洗或冷敷。

(10)关爱患者,与患者有较好的沟通。

2.操作方法与服务流程

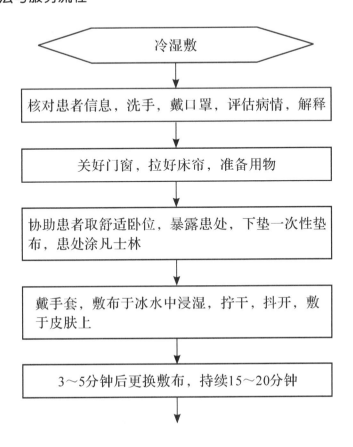

观察局部皮肤情况，防冻伤。若为降温，冷敷结束后30分钟测量体温

↓

结束冷敷，擦干患处，安置舒适体位。整理用物，洗手，记录

二维码50
冷湿敷

四、温水/酒精擦浴

目的 用低于体温的温水或酒精溶液擦拭皮肤，通过传导、蒸发散热，同时酒精具有扩张血管功能，增加散热效应，降低体温。

适用 适用于高热患者。

用物 大毛巾、小毛巾、热水袋及套、冰袋及套、脸盆、温水（32～34℃）、25%～35%酒精溶液200～300ml（30℃左右）、体温计、快速手消毒液，必要时备干净衣裤。

1. 服务要求

（1）照护者仪容仪表端庄，修剪指甲。入户服务时先换上工作服、鞋套，洗手。

（2）关好门窗，拉好床帘。评估患者身体情况，做好解释，取得患者配合。

（3）擦浴顺序：①双上肢：颈外侧—肩—手臂外侧—手背；胸外侧—腋下—手臂内侧—手心。②腰背部：颈下肩部—全背—臀部。③双下肢：髂骨—下肢外侧—足背；腹股沟—下肢内侧—内踝；臀下—大腿后侧—腘窝—足跟。每个部位都擦拭完成后，用大毛巾擦干皮肤，更换上衣、裤子。

（4）擦浴每侧3分钟，全程20分钟，注意观察局部皮肤情况和患者反应，若出现寒战、面色苍白、脉搏和呼吸异常，应立即停止，并及时通知医生。

（5）温水温度32～34℃；酒精溶液浓度25%～35%，温度30℃左右。对于高龄患者，温水或酒精的温度不宜过低，以稍低于体温为宜，遇寒战立即停止擦浴并保暖。

（6）降温时头部置冰袋，防脑充血；足底置热水袋，增强降温效应。

（7）擦浴后30分钟测量体温，若低于39℃，取下头部冰袋，降温后在体温单上记录体温。

（8）操作熟练，每侧（四肢、腰背部）3分钟，总时间控制在20分钟内，以防继发效应。

（9）注意保护患者隐私，随时观察病情和患者反应。

（10）根据患者病情和发热程度选择降温方法。物理降温方法有降低环境温度、增加通风、减少衣被、冷敷、温水擦浴、酒精擦浴等，前三种方法可用于所有的患者，

尤其是中暑发热者,后三种主要用于中度以上发热者。若患者有明显的畏寒情况,则注意保暖,避免冷敷等刺激,观察体温,遵医嘱治疗。

(11)关爱患者,与患者有较好的沟通。

2.操作方法与服务流程

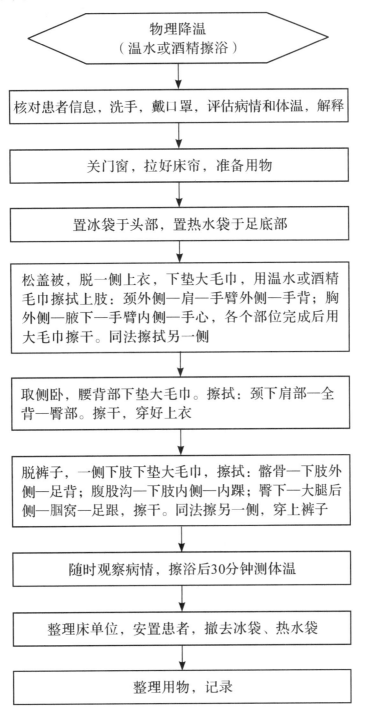

物理降温
（温水或酒精擦浴）

↓

核对患者信息，洗手，戴口罩，评估病情和体温，解释

↓

关门窗，拉好床帘，准备用物

↓

置冰袋于头部，置热水袋于足底部

↓

松盖被，脱一侧上衣，下垫大毛巾，用温水或酒精毛巾擦拭上肢：颈外侧—肩—手臂外侧—手背；胸外侧—腋下—手臂内侧—手心，各个部位完成后用大毛巾擦干。同法擦拭另一侧

↓

取侧卧，腰背部下垫大毛巾。擦拭：颈下肩部—全背—臀部。擦干，穿好上衣

↓

脱裤子，一侧下肢下垫大毛巾，擦拭：髂骨—下肢外侧—足背；腹股沟—下肢内侧—内踝；臀下—大腿后侧—腘窝—足跟，擦干。同法擦另一侧，穿上裤子

↓

随时观察病情，擦浴后30分钟测体温

↓

整理床单位，安置患者，撤去冰袋、热水袋

↓

整理用物，记录

二维码51
温水/酒精
擦浴

73

五、被动运动

目的 为意识不清或瘫痪患者进行肢体被动运动,预防肌肉萎缩、关节僵硬等并发症。

适用 适用于无法自行活动肢体的卧床患者。

用物 床及用物。

1.服务要求

(1)照护者仪容仪表端庄,修剪指甲。入户服务时先换上工作服、鞋套,洗手。

(2)照护者需要学习并考核通过后方可在医嘱和护士指导下为患者进行被动运动。照护者要充分了解各关节运动的方式和范围,采取正确的体位和手法,协助患者进行肢体被动运动训练。

(3)运动前可配合揉法、拿法、拍法等按摩手法放松肢体。

(4)按正确的方法进行被动运动。

上肢被动运动操作如下:

①肩关节运动:照护者两手分别握于患侧腕关节和肘关节稍上方,慢慢将患侧上肢向上高举过头,肘伸直,然后还原,完成肩关节前屈运动;将患侧上肢缓慢拉向身体外侧,然后还原,进行肩关节外展运动;将患侧上肢收到身体内侧,可逐渐移至对侧髂部、腰部、肩部,然后还原,完成肩关节内收运动;肩关节取90°外展位,手向头的方向运动为外旋,手向足的方向运动为内旋。一手握腕关节,另一手放肩关节后方以做支撑,轻巧地进行肩关节的旋转或绕环运动,然后反方向旋转;肩关节运动结束,以拍法进行上肢的放松训练。

②肘关节运动:照护者一手握患者患侧上臂,另一手握腕部或手掌,使肘关节屈曲和伸展;协助患者肘部屈曲,转动患者前臂完成前臂旋前旋后运动。

③腕关节运动:照护者一手固定患者患侧手腕,另一手握其手掌,进行腕关节的屈曲、背伸运动;然后进行外展、内收以及旋转运动。

④掌指关节运动:照护者一手握患侧四指,另一手握拇指,使拇指屈曲、伸直,然后进行旋转运动;再一手握腕部,另一手依次进行其他四指的屈伸及旋转运动。

每种运动重复3~5次,上肢关节运动结束,可配合推法、抖法以放松肌肉。

下肢被动运动操作如下:

①髋关节运动:照护者一手握患者患侧踝关节,另一手按其膝关节上部,使膝关节伸直,做髋关节前屈运动,然后还原;照护者一手扶患者患肢腘窝处,另一手握踝部,将下肢拉向外侧,然后还原,再越过身体中线推向内侧,然后还原,完成髋关节的

外展、内收运动;照护者一手扶患者患侧膝关节,另一手托足跟以做支撑,使膝关节屈曲,缓慢地进行髋关节的旋转运动,然后反方向旋转。髋关节运动结束,以拍法进行下肢的放松训练。

②膝关节运动:照护者一手托患者腘窝处,另一手握其踝部,缓慢将患者的膝关节屈曲、伸直,然后分别向内侧、外侧转动下肢,协助完成髋关节的内旋、外旋运动。

③踝、趾运动:照护者一手托患者患足踝部,另一手握患者足背,使足背屈、跖屈,然后将踝部向左右两侧活动,完成踝关节被动运动;照护者一手握患者足背,另一手分别进行五趾的屈伸以及旋转运动。

每种运动重复3~5次,下肢关节被动运动结束,可配合进行涌泉、太冲等的穴位挤压或按摩;同时以中医拍法放松肌肉结束操作。

(5)被动运动每天2~3次,每次以10~20分钟为宜;活动顺序由大关节到小关节;活动幅度从小到大,动作宜轻柔缓慢,避免损伤。

(6)运动时一手固定其近端关节以防止代偿性运动,另一手尽量做接近正常范围的关节运动。

(7)被动运动应同时配合对肌肉或穴位的揉、摩、拿、拍、抖等手法,使肌肉充分放松,防止抵抗和使用暴力。

(8)为偏瘫患者进行被动运动,照护者应指导患者活动时不能憋气;督促患者配合主动运动,用健肢带动患肢进行锻炼。

2.操作方法与服务流程

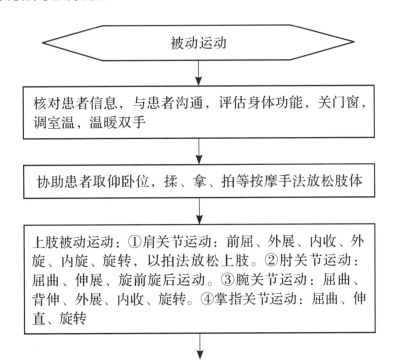

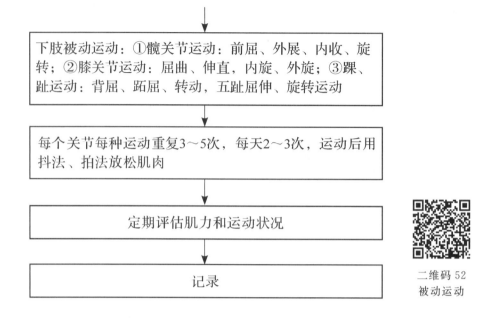

下肢被动运动：①髋关节运动：前屈、外展、内收、旋转；②膝关节运动：屈曲、伸直，内旋、外旋；③踝、趾运动：背屈、跖屈、转动，五趾屈伸、旋转运动

每个关节每种运动重复3～5次，每天2～3次，运动后用抖法、拍法放松肌肉

定期评估肌力和运动状况

记录

二维码52
被动运动

六、生活自理能力训练

目的 结合患者身体功能状态,协助个性化的生活自理能力训练,促进功能康复,提高生活品质。

适用 适用于自理能力受损的患者。

用物 根据需要准备各类日常生活辅具,如助行辅具、进食辅具、穿衣辅具、修饰辅具、清洁辅具等。

1.服务要求

(1)照护者仪容仪表端庄,修剪指甲。入户服务时先换上工作服、鞋套,洗手。

(2)对患者进行全面评估,明确生活能力受损内容及程度,评估关节活动度及肌力,制订有针对性的训练计划。

(3)自理能力包括基本的生活自理能力(如进食、穿衣、如厕、梳洗等)和工具性的生活自理能力(如做家务、乘公共交通工具、经济管理、社会交往等),这里主要指基本的生活自理能力训练。因地制宜,共同讨论每周、每天的活动安排,提供必要的辅具,督促、协助参与训练活动。有条件者按医生的运动处方进行训练。

(4)发挥患者的主观能动性,开展主动运动提升体能,如提升手握力、增加心肺功能等,以促进自理能力的恢复。

(5)结合患者功能状况进行训练,如行走训练、穿脱衣服训练、辅具应用训练等。

(6)偏瘫、认知障碍等慢性病患者在康复师指导下进行康复训练。

（7）尽可能地创造条件，如改造环境、提供辅具，尽可能地让患者自理生活，延缓功能衰退。

2.操作方法与服务流程

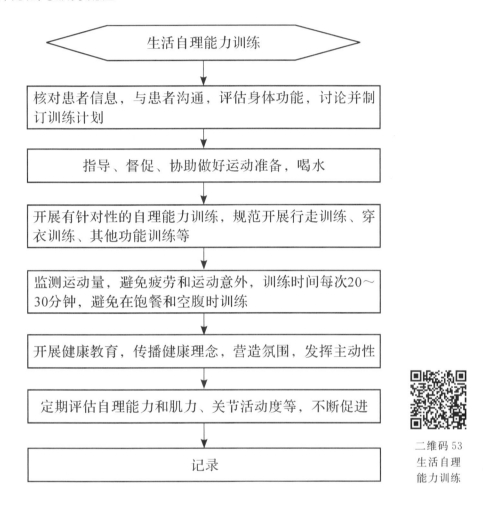

```
┌─────────────────────────────────┐
│         生活自理能力训练          │
└─────────────────────────────────┘
                 ↓
┌─────────────────────────────────┐
│ 核对患者信息，与患者沟通，评估身体功能，讨论并制 │
│ 订训练计划                        │
└─────────────────────────────────┘
                 ↓
┌─────────────────────────────────┐
│      指导、督促、协助做好运动准备，喝水       │
└─────────────────────────────────┘
                 ↓
┌─────────────────────────────────┐
│ 开展有针对性的自理能力训练，规范开展行走训练、穿 │
│ 衣训练、其他功能训练等              │
└─────────────────────────────────┘
                 ↓
┌─────────────────────────────────┐
│ 监测运动量，避免疲劳和运动意外，训练时间每次20～ │
│ 30分钟，避免在饱餐和空腹时训练        │
└─────────────────────────────────┘
                 ↓
┌─────────────────────────────────┐
│ 开展健康教育，传播健康理念，营造氛围，发挥主动性 │
└─────────────────────────────────┘
                 ↓
┌─────────────────────────────────┐
│ 定期评估自理能力和肌力、关节活动度等，不断促进   │
└─────────────────────────────────┘
                 ↓
┌─────────────────────────────────┐
│                记录               │
└─────────────────────────────────┘
```

二维码53
生活自理
能力训练

七、体温测量

目的　为发热患者测量体温，观察体温变化，为治疗和护理提供依据。

适用　适用于发热或体温不升的患者。

用物　耳温计、一次性耳温套等。

1.服务要求

（1）照护者仪容仪表端庄，修剪指甲。入户服务时先换上工作服、鞋套，洗手。

（2）耳温计又称耳温枪，是通过内置的传感器，对鼓膜辐射的红外能量进行测量，能快速、准确地测定它的表面温度。耳温计使用方便、安全，目前应用广泛。由于鼓膜处于外耳道深处,能准确反映体温情况。

(3)为了减少耳垢对体温测量结果的干扰,必要时先对外耳道进行清洁。

(4)重复测量2次或分别测量两侧耳温,记录最高的一次结果。

(5)耳温计定期消毒,不同人之间使用,更换耳温套。

(6)若外耳道有炎症、创伤、肿瘤等情况,不宜进行耳道测温。

(7)若用水银体温计,可测量口腔和腋下温度,口腔测温时体温计置于舌下3分钟,腋下测温时体温计紧贴腋下皮肤,屈臂过胸夹紧,测量10分钟。测温前要保持体温计在35℃以下。甩体温计时,避开墙壁、桌椅、床栏,防体温计碰碎。读体温计方法:右手食指与拇指拿体温计玻璃端,眼睛平视有刻度的棱边,背对白色底边,轻轻转动体温计,读数。如不慎摔碎体温计,清理玻璃碎屑,收集水银,按有害垃圾处理。

(8)正常腋下温度36.3～37.2℃,低于正常或高于正常者与医护人员联系。

2.操作方法与服务流程

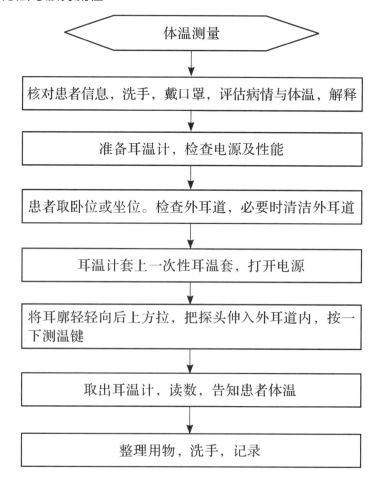

体温测量

↓

核对患者信息，洗手，戴口罩，评估病情与体温，解释

↓

准备耳温计，检查电源及性能

↓

患者取卧位或坐位。检查外耳道，必要时清洁外耳道

↓

耳温计套上一次性耳温套，打开电源

↓

将耳廓轻轻向后上方拉，把探头伸入外耳道内，按一下测温键

↓

取出耳温计，读数，告知患者体温

↓

整理用物，洗手，记录

二维码54
体温测量

八、脉搏测量

目的 为患者测量脉搏,为治疗和护理提供依据。

适用 适用于各类心脏病患者或者服用对心率有影响的药物而需要监测脉搏者,运动后的即时脉搏也作为运动监测的指标。

用物 手表或秒表、笔、记录本。

1.服务要求

(1)照护者仪容仪表端庄,修剪指甲。入户服务时先换上工作服、鞋套,洗手。

(2)脉搏随活动、心理紧张等因素影响,所以运动后应休息30分钟再测量,测量时心理放松。若作为运动时监测指标,可以在运动后立即测量,或者使用监测仪随身监测整个过程的心率变动。

(3)正常脉搏60～100次/分,小于60次/分称心动过缓,大于100次/分称心动过速,测量的同时注意脉搏的节律,节律不齐或心动过缓、过速者与医护人员联系。

(4)脉搏以测量桡动脉较方便,偏瘫患者测量健侧,房颤患者脉搏和心率同时测量(双人同时测量),脉搏短绌者心率和脉搏的记录方式为"心率/脉搏",如120/60次/分。也可以视情况测量颈动脉、股动脉等处的脉搏。

(5)服用洋地黄类强心药的患者服药前要测量脉搏,若脉搏小于60次/分,停止服用药物,并及时告知医生。

2.操作方法与服务流程

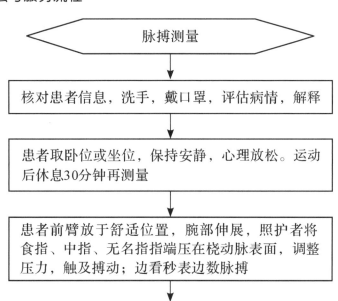

脉搏测量

核对患者信息,洗手,戴口罩,评估病情,解释

患者取卧位或坐位,保持安静,心理放松。运动后休息30分钟再测量

患者前臂放于舒适位置,腕部伸展,照护者将食指、中指、无名指指端压在桡动脉表面,调整压力,触及搏动;边看秒表边数脉搏

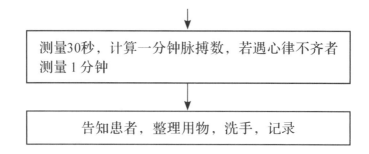

测量30秒，计算一分钟脉搏数，若遇心律不齐者测量1分钟

告知患者，整理用物，洗手，记录

二维码55
脉搏测量

九、呼吸测量

目的 为患者测量呼吸,为治疗和护理提供依据。

适用 适用于各类心脏病、呼吸系统及中枢神经系统疾病患者,监测呼吸情况,了解病情变化。

用物 手表或秒表、笔、记录本。

1.服务要求

(1)照护者仪容仪表端庄,修剪指甲。入户服务时先换上工作服、鞋套,洗手。

(2)呼吸受活动、心理紧张程度及意识等因素的影响,运动后休息30分钟再测量,测量时放松心理。

(3)因呼吸在一定程度上受意识控制,测量呼吸前不要告诉患者在测量呼吸。一般在测量脉搏后,手不离开,在患者不知情的情况下观察胸廓起伏,一起一伏为一次呼吸,数30秒,乘2得一分钟呼吸数。

(4)危重病患者呼吸微弱,可用少许棉花置于鼻孔前观察呼吸。

(5)正常成人呼吸16～20次/分,小于12次/分为呼吸过缓,大于24次/分为呼吸过速。测量的同时注意呼吸的节律,若出现潮式呼吸、间断呼吸、深度呼吸、浅快呼吸,则与医护人员联系。

2.操作方法与服务流程

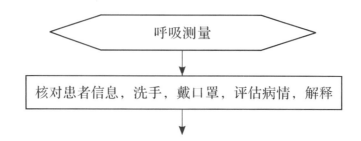

呼吸测量

核对患者信息，洗手，戴口罩，评估病情，解释

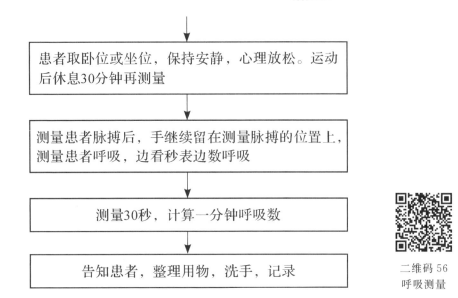

二维码 56
呼吸测量

十、血压测量

目的　测量血压,监测血压动态变化,为治疗、康复、护理提供依据。

适用　适用于高血压病、心脏病患者及其他需要监测血压的患者。

用物　电子血压计、听诊器、记录本。

1.服务要求

(1)照护者仪容仪表端庄,修剪指甲。入户服务时先换上工作服、鞋套,洗手。

(2)评估患者身体情况,做好解释,取得配合。环境整洁、安静。

(3)定期检查血压计性能,保证测量值准确。

(4)测血压前患者需安静休息5～10分钟,测量时心理放松。若遇运动、洗澡、进食、吸烟、情绪激动、紧张等,休息30分钟后再测量。

(5)血压监测做到"四定":定部位、定体位、定血压计、定时间。一般取坐位测量右侧肱动脉血压。偏瘫者测量健侧肱动脉。高血压患者宜自配血压计。

(6)注意衣袖不过紧。

(7)正常血压值90～140/60～90mmHg,收缩压≥140 和/或舒张压≥90mmHg即为高血压。

(8)血压受很多因素的影响,运动、受寒、疼痛、焦虑、紧张、生气、劳累等可使血压升高,睡眠、夏天时血压稍低。通常清晨血压略高于傍晚。

(9)一般家庭选择电子血压计为好,操作简单,但首次使用需要校准。测量时肘臂伸直并稍外展,掌心向上,将袖带平整缠于上臂,下缘距肘窝 2～3cm,松紧以能伸入一指为宜,将袖带内的换能器"◎"置于肱动脉上(肘窝上方稍偏内侧)。患者卧位时血压计平腋中线,患者坐位时血压计平第四肋。按下"开始",手臂不动,血压计自动充气、放气和显示数值,读数、记录。

(10)关爱患者,与患者有较好的沟通。

2.操作方法与服务流程

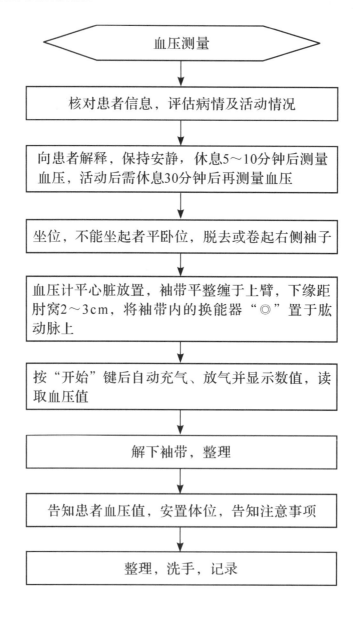

血压测量

核对患者信息,评估病情及活动情况

向患者解释,保持安静,休息5~10分钟后测量血压,活动后需休息30分钟后再测量血压

坐位,不能坐起者平卧位,脱去或卷起右侧袖子

血压计平心脏放置,袖带平整缠于上臂,下缘距肘窝2~3cm,将袖带内的换能器"◎"置于肱动脉上

按"开始"键后自动充气、放气并显示数值,读取血压值

解下袖带,整理

告知患者血压值,安置体位,告知注意事项

整理,洗手,记录

二维码 57
血压测量

十一、吸　氧

目的　纠正各种原因造成的缺氧状态,提高动脉血氧分压和血氧饱和度,增加血氧含量,促进组织的新陈代谢,维持机体生命活动。

适用　适用于不同程度呼吸功能不全或者各种原因导致组织缺氧的患者,一般居家患者吸氧主要是慢性阻塞性肺疾病(COPD)患者等需要长期氧疗者。

用物　试气杯(内盛冷开水)、弯盘、纱布、鼻氧管、棉签、供氧流量表、湿化瓶、氧气记录单、家用制氧机。

1.服务要求

(1)照护者仪容仪表端庄,修剪指甲。入户服务时先换上工作服、鞋套,洗手。

(2)评估患者身体情况,做好解释,取得患者合作。

(3)注意用氧安全,罐装氧气做好"四防":防火、防油、防热、防震。

(4)使用及停止氧气时严格执行操作程序,使用氧气时,先调后用,停止氧气时,先拔后关。

(5)使用过程中,观察患者缺氧改善情况,排除影响用氧效果的因素。遵医嘱调节氧流量。

(6)湿化瓶内装灭菌蒸馏水或纯净水至1/3～1/2满,湿化瓶及氧气管每天更换一次。

(7)用湿棉签清洁鼻腔,鼻氧管的鼻塞端插入鼻腔1cm,一般用双侧鼻塞吸氧,用绳子固定在耳朵部位。

(8)监测血氧饱和度,COPD患者避免高流量吸氧,要遵医嘱低流量持续吸氧。

(9)关爱患者,与患者有较好的沟通,注意用氧注意事项,避免鼻氧管扭曲、折叠。

2.操作方法与服务流程

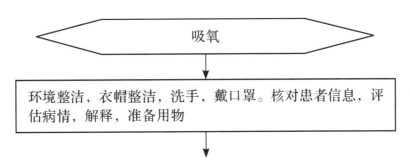

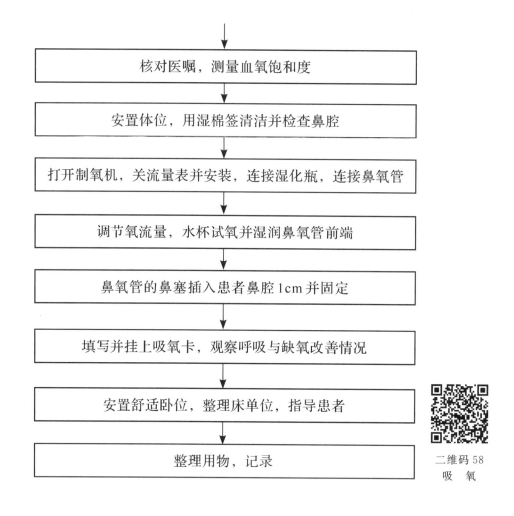

核对医嘱，测量血氧饱和度

安置体位，用湿棉签清洁并检查鼻腔

打开制氧机，关流量表并安装，连接湿化瓶，连接鼻氧管

调节氧流量，水杯试氧并湿润鼻氧管前端

鼻氧管的鼻塞插入患者鼻腔1cm并固定

填写并挂上吸氧卡，观察呼吸与缺氧改善情况

安置舒适卧位，整理床单位，指导患者

整理用物，记录

二维码 58
吸　氧

十二、药物管理

目的　为护理对象代管药物，按医嘱分发并协助服用，达到治疗疾病的目的。

适用　适用于无法自我管理药物的失能患者或某些精神疾病患者。

用物　药柜、药盒、记录本等。

1.服务要求

（1）照护者仪容仪表端庄，修剪指甲。入户服务时先换上工作服、鞋套，洗手。

（2）有清晰的药物分类管理制度，家属或患者提出申请，签订药物管理协议。

（3）设置专门的药柜和放药的药杯、药盒，按日期、早中晚及特殊服用要求放置，有明确的标识，标明床号/住址、姓名、药名、浓度、剂量、用法、时间。保持存放环境清洁、干燥。

（4）精神类及其他特殊药物专柜、专人保管，上锁，服用后登记。

（5）按医嘱分发药物，送药到口，对于特殊患者一定要检查口腔，确定服下药物。

（6）做好"三查七对"工作，定期检查备用药，避免使用过期、变质药物。

（7）注意观察药物疗效和副作用，能指导患者正确服用。

（8）家属提供的药物，要仔细核对医嘱，床号/住址、姓名、药名、浓度、剂量、用法、时间等写清楚，并双人核对无误后保管、执行。

2.操作方法与服务流程

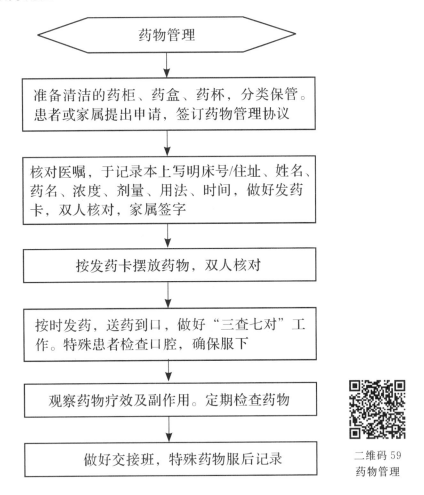

二维码 59
药物管理

十三、口服给药

目的 协助不同程度失能患者正确按医嘱服用药物，治疗疾病，促进康复。

适用 适用于不同程度失能、需要按时提醒和帮助服药的患者。

用物 药物、药杯、水杯、温水。

1.服务要求

(1)照护者仪容仪表端庄,修剪指甲。入户服务时先换上工作服、鞋套,洗手。

(2)由护士按医嘱执行摆药、发药,按"三查七对"制度,根据医嘱对药名、浓度、剂量、用法等一一核对。正确取药配药:固体药用药匙取,必要时研碎;液体药先摇匀,用量杯取后倒入药杯;配油剂时,先在药杯倒少量水,再用滴管吸取药物;如液体药不足1ml需用滴管吸取。

(3)患者常服用多种药物,为便于管理,护士可选用专用的药盒子摆放1周或1天的药物,将每一餐用药集中放置,做好标识。

(4)护士对患者服用的药物及要求告知患者及照护者,照护者根据护士发放的药物进行核对和检查,按时协助患者正确口服:协助患者取坐位或半卧位;先用温开水湿润口腔,再逐片分次吞服,用温开水送服;无特殊禁忌者,再饮水200ml左右,以利药物吸收;服药后保持该体位10~15分钟。

(5)注意药物服用的特殊要求:促进食欲和胃功能的药物(如多潘立酮、甲氧氯普胺等)应在饭前30分钟服用,对胃有刺激的药物(如阿司匹林等)应在饭后服用,以减少刺激;止咳糖浆对呼吸道黏膜有安抚作用,服后不宜立即饮水;磺胺类药物服后宜多饮水,以免药物结晶导致肾小管堵塞;服用强心苷类药物应先测脉率及节律,脉率小于60次/分时不可服用,并及时与护士联系;对牙齿有腐蚀作用或使牙齿染色的药物,如酸剂、铁剂,用饮水管吸服,避免与牙齿直接接触,服药后及时漱口。特殊用药做好标识。

(6)不可用茶水、咖啡、中药汤剂或牛奶送服药物。

(7)不可将许多药物一口吞入,以免造成患者吞咽困难、误吸或恶心呕吐等。服用多种药物时,注意药物之间的配伍禁忌,必要时按医嘱要求分次间隔服用。

(8)凡是标签不清楚、变色、受潮、有异味、溶液出现絮状物、超过有效期的药物都不能使用。

(9)服药前洗手,服药后注意按护嘱观察病情,有特殊情况及时向护士反映。

2.操作方法与服务流程

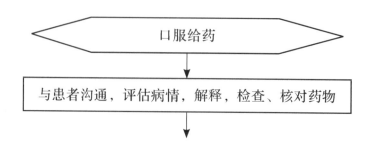

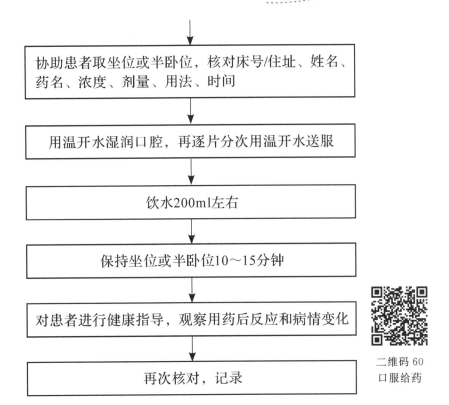

协助患者取坐位或半卧位，核对床号/住址、姓名、药名、浓度、剂量、用法、时间

用温开水湿润口腔，再逐片分次用温开水送服

饮水200ml左右

保持坐位或半卧位10～15分钟

对患者进行健康指导，观察用药后反应和病情变化

再次核对，记录

二维码 60
口服给药

参 考 文 献

［1］陈雪萍.养老护理操作规程［M］.杭州:浙江大学出版社,2020.

［2］李乐之,路潜.外科护理学［M］.7 版.北京:人民卫生出版社,2021.

［3］李小寒,尚少梅.基础护理学［M］.6 版.北京:人民卫生出版社,2017.

［4］王洪林,陈雪萍.长者服务规范［M］.杭州:浙江大学出版社,2017.

［5］尤黎明,吴瑛.内科护理学［M］.7 版.北京:人民卫生出版社,2022.

［6］中华护理学会团体标准.成人肠造口护理(T/CNAS 07—2019)［EB/OL］.(2020-06-24)［2022-09-01］.http://www.zhhlxh.org.cn/cnaWebcn/article/2866.

［7］中华护理学会团体标准.住院患者身体约束护理(T/CNAS 04—2019)［EB/OL］.(2019-11-10)［2022-09-01］.http://www.zhhlxh.org.cn/cnaWebcn/upFiles-Center/upload/file/20200622/1592816381881021746.pdf.

养老服务与管理相关图书推荐(已出版)

1.《医疗护理员培训教程(上册:基础知识、下册:操作技能)》

2.《老年人康养照护技术(融媒体版)》(共 4 册)

3.《失智症康养照护》

4.《养老护理基础》

5.《养老护理操作规程》

6.《老年服务与管理概论》

7.《养老机构管理》

8.《老年人营养与膳食》

9.《居家养老服务与管理》

10.《居家养老服务规范》

11.《居家养老护理》

12.《老年慢性病康复护理》

13.《老年志愿服务手册》

14.《长者服务规范》

15.《中医护理适宜技术应用规范》